Cerebro y Pandemia: Una Perspectiva Actual

Juan Moisés de la Serna Tuya

Marcos Altable Pérez

Mª Esther Gómez Rubio

Editorial Tektime

2020

Aviso Legal

Prólogo

Si bien la preocupación principal relacionada con el COVID-19 ha sido sobre sus consecuencias especialmente en cuanto a los problemas respiratorios se refiere, los avances en el conocimiento de esta enfermedad ha permitido comprender cómo sus efectos se extienden más allá de los pulmones pudiendo llegar a afectar el sistema nervioso.

En este texto se aborda desde una doble perspectiva las implicaciones en el cerebro del COVID-19, la primera desde la neurología donde se contempla sobre las implicaciones neuronales de la enfermedad presentada por el Dr. Marcos Altable Pérez, Neurólogo y fundador de Neuroceuta en Ceuta, y la segunda desde la neuropsicología donde se atiende a diversos procesos cognitivos que se han visto implicados en esta pandemia.

Igualmente el texto cuenta con el excepcional testimonio de la Dra. Mª Esther Gómez Rubio, Psicóloga Clínica y Neuropsicóloga, Facultativo Especialista de Área del Hospital Nacional de Parapléjicos (SESCAM) quien nos narra su experiencia en los momentos más complicados de la pandemia.

Sobre los autores:

Dr. Marcos Altable Pérez, licenciado en Medicina, especialista en Neurología, Máster en Neurología Pediátrica y Neurodesarrollo, y Máster en Neuropsicología. Con múltiples publicaciones en diversos espacios (revistas científicas y congresos nacionales e internacionales, periódicos, páginas web, capítulos de libros, etc.) compaginando el ejercicio clínico en Ceuta, con el continuo estudio y actualización en la Neurología, Neuropediatría y Neuropsicología.

Dr. Juan Moisés de la Serna, Doctor en Psicología, Máster en Neurociencias y Biología del Comportamiento, y Especialista en Hipnosis Clínica, director de postgrados en TECH Universidad Tecnológica y en Universidad Europea Miguel de Cervantes; docente postgrado y director de TFM en la Universidad Internacional de la Rioja y en la Universidad Internacional de Valencia.

Dra. Mª Esther Gómez Rubio, Psicóloga Especialista en Psicología Clínica, Licenciada en Filosofía y Ciencias de la Educación (sección Filosofía), Máster en Neuropsicología Cognitiva, Máster en Psicopatología y Salud, Máster en Modificación de Conducta, Facultativo Especialista de Área del Hospital Nacional de Parapléjicos (SESCAM). Licenciada en Filosofía en UCM, Psicóloga especialista en Psicología Clínica UNED, PIR Hospital de la Princesa (Madrid), Máster Psicopatología y Salud UNED, Máster Modificación de Conducta UNED, Máster Neuropsicología Cognitiva UCM y FEA SESCAM, personal adjunto del Hospital Nacional de Parapléjicos

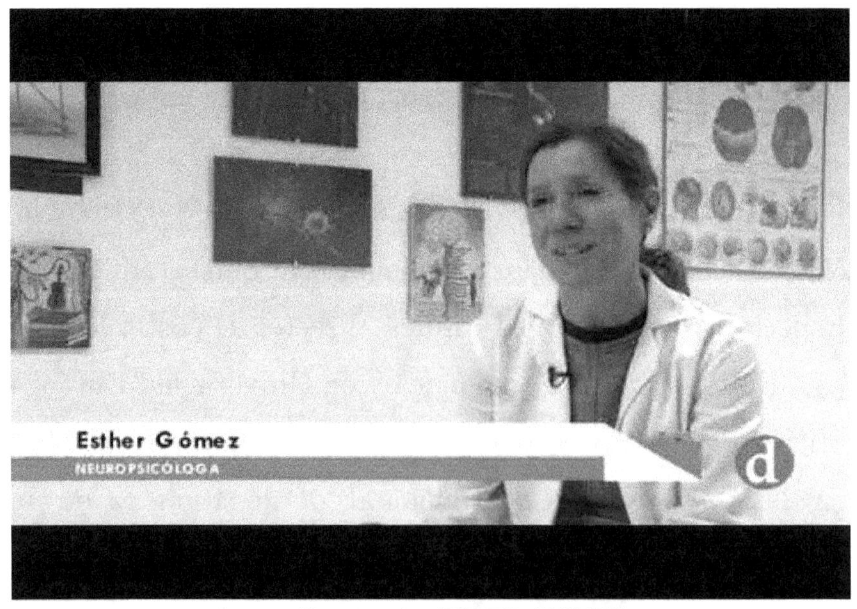

https://youtu.be/CDDDsNGV0Eg

Contenido

Aviso Legal.. 3

Prólogo 4

Sobre los autores: 5

Capítulo 1. Introducción al estudio del Cerebro......................... 11

El Desarrollo Cerebral 18

Técnicas de estudio 25

Anatomía del cerebro.. 30

Capítulo 2. Contextualizando la Pandemia................................. 41

Sobre el COVID-19... 42

La denominación del COVID-19 46

La evolución de la pandemia 53

Capítulo 3. Cerebro y COVID-19 59

Muerte Súbita y COVID-19 60

Infección del SNC y COVID-19 69

ACV y COVID-19... 77

Capítulo 4. Neuropsicología del COVID-19 83

MEMORIA Y COVID-19... 89

LENGUAJE Y COVID-19 105

Emociones y COVID-19 112

Capítulo 5. Una Neuropsicóloga en tiempos de COVID-19 131

La Neuropsicología en tiempos de COVID-19....................... 144

Intervención Neuropsicológica en el Hospital Nacional de Parapléjicos después del COVID-19.. 159

Reflexión final 177

Listado de Ilustraciones... 182

Listado de Tweets 183

Referencias 190

Capítulo 1. Introducción al estudio del Cerebro

La investigación sobre el cerebro ha sido una constante en la ciencia, existiendo vestigios al respecto ya desde tiempo de los egipcios, los cuales dejaron evidencias de las trepanaciones en el cráneo, que realizaban para "liberar" al paciente de sus problemas, práctica que se mantuvo hasta el desarrollo de la medicina como ciencia (Collado-Vázquez & Carrillo, 2014).

Los primeros estudios anatómico-descriptivos de los cerebros postmortem permitieron diferenciar lóbulos, surcos y cisuras cerebrales a nivel de corteza y la identificación de las estructuras subcorticales, las cuales eran visibles a pesar del reducido tamaño de algunas.

El desarrollo del microscopio permitió la aparición de la histología, conocida también como anatomía microscópica, donde con el tiempo se empiezan a observar las células del cerebro, para con posterioridad ir clasificándolas y estableciendo las regiones donde se encuentran más frecuentemente, y gracias a las tinciones y contrastes como, por ejemplo, con cloruro de oro o cromato de plata, se ha podido delimitar la estructura de las capas y dentro de ellas las formas de las neuronas.

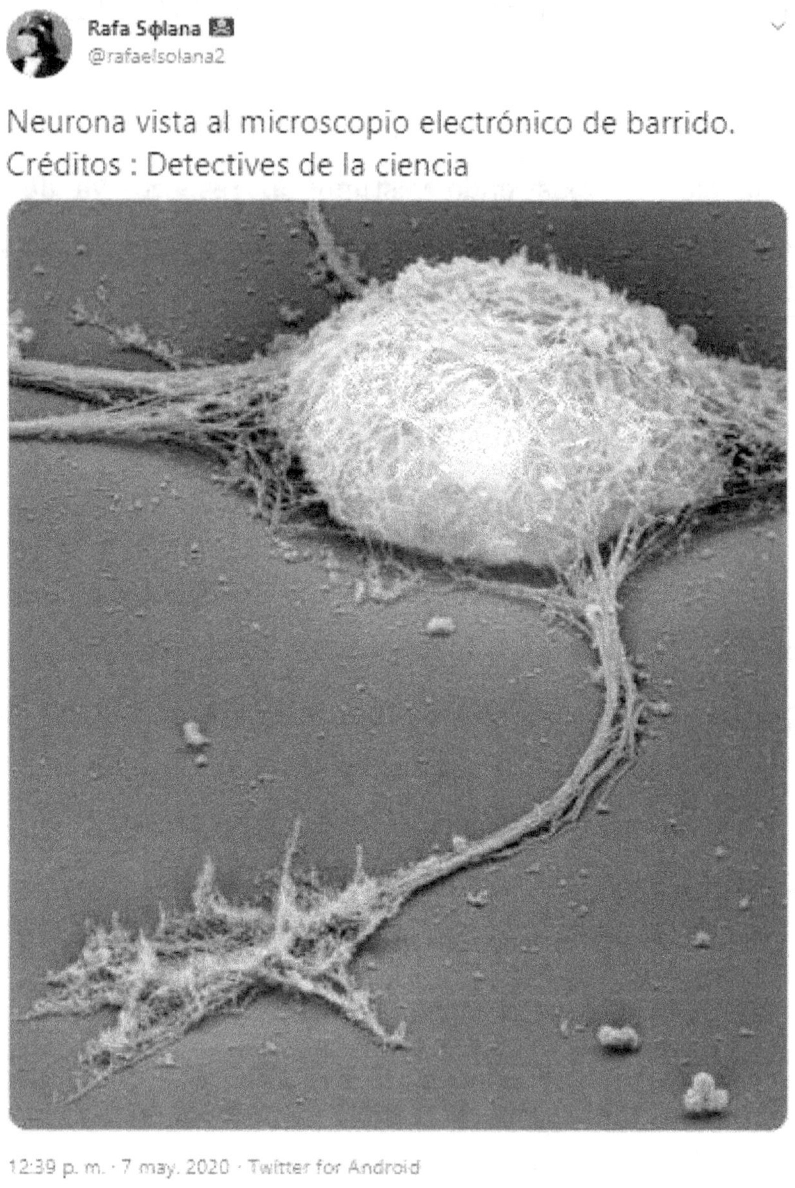

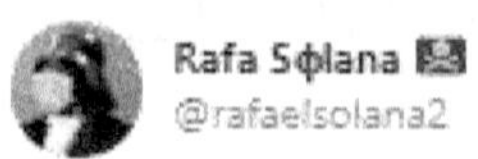

Rafa Solana
@rafaelsolana2

Neurona vista al microscopio electrónico de barrido.
Créditos : Detectives de la ciencia

12:39 p. m. · 7 may. 2020 · Twitter for Android

Ilustración 1 Tweet Neurona al Miscroscopio Electrónico

Actualmente los microscopios electrónicos, que tienen

una resolución cinco mil veces mayores que los microscopios ópticos, ha permitido observar a las mitocondrias, el aparato de Golgi y otras estructuras internas de las neuronas, así como de las proteínas (@rafaelsolana2, 2020) (ver Ilustración 1).

Hay que aclarar que hablar de las neurociencias y del cerebro es hoy en día bastante habitual, pero no siempre ha sido así, debido a que es un campo del conocimiento que ha surgido relativamente hace poco; aunque en sentido estricto no es posible decir que exista una neurociencia como tal, sino que es un conjunto de aportaciones de muchas ramas del saber que alimentan y conforman el cuerpo de las neurociencias; así si se tiene en cuenta su objeto de estudio, el sistema nervioso y su actividad, se podrá entender que éste abarca, tanto la anatomía, la bioquímica, pero también la genética, y hasta la psicología.

Si bien inicialmente pudo surgir como una especialización de la medicina, de los análisis anatomofisiológicos del sistema nervioso hoy en día sería imposible separarlo de todas las aportaciones que ha ido recibiendo de otras áreas del saber.

Igualmente, las neurociencias no sólo van a servir para explicar cómo funciona el sistema nervioso, y su órgano más importante, el cerebro, sino que se va a ocupar de múltiples subáreas, como el neuromarketing, la neuroeconomía (Terán & López-Pascual, 2019), la neurofarmacología, la neuropsicología, la neuroanatomía o la neurolingüística entre otros.

La importancia de este campo de estudio radica en que gracias a ello se puede conocer mucho mejor cómo se funciona como persona y como sociedad, así como a la hora de afrontar trastornos del desarrollo tan importantes como el Trastorno del Espectro Autista o enfermedades neurodegenerativas como la enfermedad de Alzheimer.

Un campo de conocimiento en el que participan investigadores de todos los países del mundo, que día a día va ofreciendo nueva información, que no hace sino abrir nuevas interrogantes, en la búsqueda de entender el órgano más complejo del cuerpo humano, el cerebro.

Por ejemplo, en el estudio para la comprensión sobre la temática del desarrollo de los superdotados o de las personas con altas capacidades, esta parece estar un poco alejada del interés de la sociedad, más sensibilizada con otras problemáticas, entendiendo que los "más inteligentes" van a poder "sobrevivir" y "salir adelante" por sí mismos, centrando las políticas con respecto a las necesidades especiales con los que "realmente" lo necesitan" para que puedan alcanzar el mismo nivel que el resto, y mejorar en la medida de lo posible.

En cambio hay sociedades que se preocupan por este

colectivo, estableciéndose políticas orientadas a la detección temprana y formación específica para potenciar sus capacidades como una forma de invertir en su propio futuro por parte de la sociedad, sabiendo que estas personas van a ser las que el día de mañana van a conseguir solucionar los problemas que vayan surgiendo aportando nuevos avances y descubrimientos.

Dos concepciones basadas en distintas aproximaciones a la inteligencia, la primera daría cuenta de una más biológica, en donde se asume que dada una dotación genética, la persona va a tenerla toda su vida, y esto le va a "facilitar" su desarrollo.

En cambio, la segunda, sin rechazar la dotación genética concibe que se ha de trabajar mediante el esfuerzo y la práctica para poder conseguir desarrollar al máximo sus capacidades, lo que permitirá a la persona ser un "gran" médico, músico o científico, pero ¿tienen los superdotados cerebros diferentes?

Esto es lo que se ha tratado de averiguar con un estudio llevado a cabo con la participación del Instituto de Investigación Biomédica August Pi i Sunyer (IDIBAPS); la Escuela Oms y Prat, Fundació Catalunya; la Fundación Oms; el Centro de Diagnóstico por Imagen del Hospital Clinic; el Grupo de Procesamiento de Datos y Señales; y el Grupo de Investigación en Cuidado Digital de la

Universidad de Vic; junto con el Instituto de Neurociencias y el Departamento de Psicología Clínica y Psicobiología de la Universidad de Barcelona (España) y la Unidad de Mapeo Cerebral del Departamento de Psiquiatría de la Universidad de Cambridge (Inglaterra) (Solé-Casals et al., 2019).

En el estudio participaron 29 niños con una media de 12 años, 15 superdotados con C.I. mayor de 145 con percentiles por encima de 90% en actitud memorística, espacial, numérica, razonamiento abstracto y verbal; y el resto que actuaría como grupo control con C.I. hasta 126, evaluado mediante el Wechsler Intelligence Scale for Children (Wechsler, 2012).

A todos ellos se les hizo pasar por una resonancia magnética en estado de reposo para comparar las características cerebrales de ambos grupos.

Los resultados muestran diferencias anatómicas entre ambos grupos igualados por edad, que en el caso de los superdotados contienen estructuras con una interconexión global e integrada, es decir, se produce una concentración topológica a nivel neuronal que incrementa su eficacia frente al grupo control que tiene una distribución más amplia y difusa.

De esta forma los cerebros de los superdotados no sólo

realizan procesamientos más eficientes en áreas específicas, sino que también la comunicación entre dichas áreas y la integración de la información es más rápida y eficiente, permitiendo por ejemplo tener una mayor capacidad en la memoria de trabajo, la cual requiere de la participación de diversas regiones para poder seguir y completar una tarea dada.

Entre las limitaciones del estudio comentar el que únicamente se hubiesen incluido a niños dejando fuera el análisis del cerebro de las niñas e igualmente que se analizase sólo el cerebro de los diestros, siendo la representación de diestro entre los superdotados mucho menor que en la población general.

A pesar de lo anterior el estudio permite comprender cómo los menores superdotados van a tener una mayor capacidad cerebral de procesamiento de la información, lo que no necesariamente se relaciona con unos mejores resultados académicos.

Aunque los autores no comentan sobre el "origen" de estas diferencias, al no entrar a valorar el papel de la genética o del ambiente, es evidente que queda en manos del sistema educativo poder proporcionar la estimulación necesaria para poder desarrollar la potencialidad neuronal del menor.

El Desarrollo Cerebral

El desarrollo cerebral viene genéticamente determinado, de forma que las estructuras neuronales se "repiten" de humano a humano, lo que permite una identificación morfológica, aunque ello no implica que los cerebros sean iguales, pero sí la distribución en lóbulos, áreas y regiones, y también los surcos, tractos o ventrículos neuronales.

De hecho, los primeros estudios anatómicos del cerebro, realizados postmorten, se fijaban precisamente en las semejanzas y diferencias de los cerebros de personas que habían sufrido alguna patología, para compararlo con los cerebros sanos, y de esta forma intentar comprender las implicaciones neuronales de dicha patología (Haines, Faaa, & Mihailoff, 2019).

Así uno de los casos más reconocidos en la historia es el de Phineas Gage, quien sufrió un accidente laboral en la mina, donde le atravesó el cráneo una barra con la que trabajaba, a partir de entonces, su comportamiento cambió siendo errático, imprevisible e incluso temerario.

El estudio post-morten permitió conocer las áreas afectadas, en concreto el lóbulo frontal izquierdo, lo que permitió establecer las primeras hipótesis sobre el papel del lóbulo frontal en el control de los impulsos, el juicio, así como sobre su participación en tareas de planificación, coordinación, ejecución y supervisión de conductas (Echavarría, 2017).

Actualmente el avance de las técnicas permiten observar el cerebro trabajando en vivo ante determinadas funciones, lo que ha posibilitado conocer no sólo las áreas cerebrales implicadas, sino también las vías de comunicación entre áreas corticales y subcorticales de determinados procesos, ya sean de tipo más fisiológicos o cognitivos, lo que aplicado al ámbito de la medicina, permite comparar el cerebro de los pacientes, con el "normal" y así determinar en qué punto del mismo se encuentra el "problema" en cada caso, especialmente importante a la hora de la intervención quirúrgica, cuando el resto de los tratamientos no tienen la eficacia esperada para la resolución del "problema". Las diferencias morfológicas o de densidad dan pistas a los neurólogos sobre las patologías que puede estar sufriendo un determinado paciente, así en el caso de la enfermedad de Alzheimer la microscopía ha permitido comprobar la presencia de placas seniles y ovillos neurofibrilares, igualmente desde la anatomía macroscópica es característico en esta enfermedad la pérdida de densidad de las estructuras neuronales y el agrandamiento de los ventrículo (@evafersua, 2009) (ver Ilustración 2).

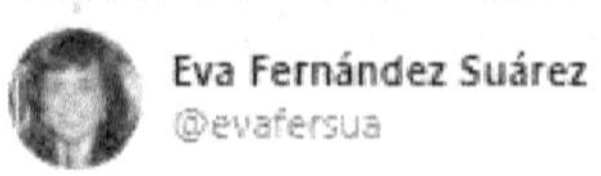

Eva Fernández Suárez
@evafersua

Esta es la imagen del cerebro de un ratón modelado para tener la enfermedad de Alzheimer: en rojo pueden verse las placas tóxicas de proteína amiloide y en marrón los ovillos de proteína tau (marrones).

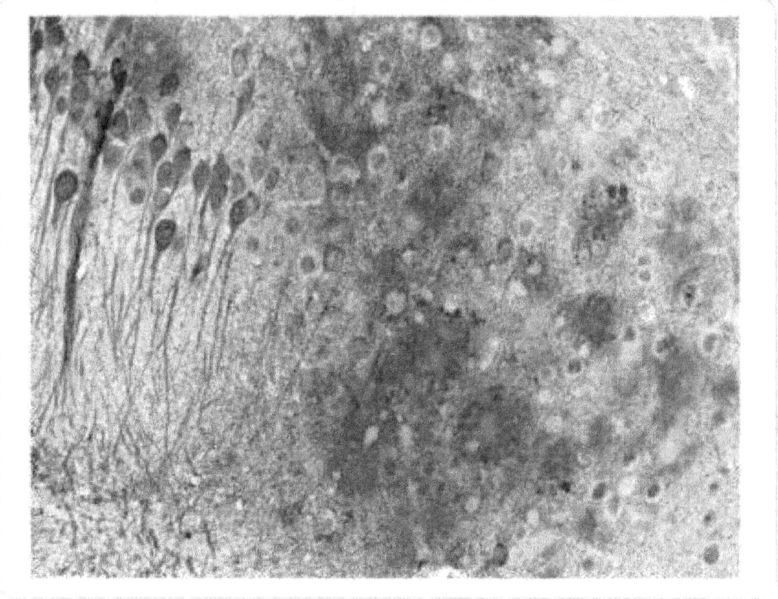

10:54 a. m. · 21 nov. 2018 · Twitter Web Client

Ilustración 2 Tweet Cerebro con Alzheimer

Si bien hasta este momento se ha planteado el estudio del cerebro como si fuese este estático e invariable en el tiempo, esta idea se aleja mucho de la realidad, de hecho en el desarrollo del cerebro se pueden distinguir dos etapas claramente establecidas, antes y después de nacer, así y a diferencia de lo que sucede en otras especies, el cerebro humano está todavía sin terminar de formar en el momento del nacimiento, lo que conlleva que sea menos independiente, y que requiera de cuidados y protección durante más tiempo.

El desarrollo neuronal ya puede ser observable desde las cuatro semanas de gestación, a partir de ahí empieza un proceso acelerado de formación de nuevas células, migración de estas, diferenciación y especialización, para con posterioridad establecer las interconexiones axónicas entre ellas (Portellano, 2000).

El sistema nervioso se desarrolla a partir del tubo neuronal donde sobre la cuarta semana de gestación, se divide en tres vesículas del encéfalo, el romboencéfalo, el mesencéfalo y el prosencéfalo.

A las cinco semanas de gestación ya se conforman las cinco vesículas de donde se desarrollarán el encéfalo, dividiéndose el romboencéfalo en metencéfalo (protuberancia y cerebelo) y mielencéfalo (médula oblonga o bulbo); el mesencéfalo dará lugar al pedúnculo cerebral y a cuatro colículos, dos superiores relacionados con la visión y dos inferiores con la audición; el prosencéfalo se dividirá en dos, el diencéfalo (tálamo, hipotálamo, subtálamo, epitálamo y tercer ventrículo) y el telencéfalo (hemisferios cerebrales).

Con tres meses de gestación, el sistema nervioso ya

está lo suficientemente formado para expresar los primeros reflejos básicos, como mover las articulaciones.

A los cuatro meses, ya están formados los ojos y oídos, pudiendo reaccionar el bebé a la luces y sonidos externos.

Con cinco meses, ya empiezan los primeros movimientos controlados.

A los seis meses se produce una deceleración de la formación de nuevas neuronas y en cambio se incrementa el proceso de interconexión entre ellas, formándose los primeros aprendizajes simples, por ejemplo, el de habituación, donde se deja de atender a los estímulos repetitivos.

A pesar de que el cerebro no termina de desarrollarse dentro del vientre materno, se ha comprobado cómo el bebé es capaz de captar diferencias estimulares, tanto visuales como auditivas, y a través de estas se le puede "enseñar".

Pero hay que entender lo limitado del proceso, debido a que los circuitos neuronales no están consolidados, a pesar de lo cual, se han observado cambios en la actividad eléctrica cerebral en neonatos, ante determinados estímulos presentados mientras se estaba en el vientre materno, al comparar bebés expuestos, frente a no expuestos a cierta estimulación, mostrando así el aprendizaje.

Tal y como se afirma desde la Universidad de Helsinki

(Finlandia) (Partanen et al., 2013), quienes estudiaron a 33 mujeres embarazadas, a la mitad de las cuales las hicieron oír repetidamente durante el día una pseudopalabra, es decir, una palabra inventada que no existe en su idioma, mientras que la otra mitad no escuchó nada nuevo.

Después del nacimiento al bebé se le evaluó empleando el registro mediante electroencefalograma, que evalúa la actividad eléctrica del cerebro, encontrando que los bebés del primer grupo eran capaces de reconocer las pseudopalabras, lo que indicaría cierta capacidad de aprendizaje y memoria, con lo que a partir de este estudio se afirma de la importancia de la estimulación temprana en el desarrollo cognitivo, incluso antes del nacimiento, durante la gestación.

Tras el nacimiento y gracias a la estimulación ambiental, se produce un gran incremento de las conexiones sinápticas entre las neuronas, llegando su máxima expresión sobre los 6 meses.

Con un año de vida, el bebé tiene casi el doble de las conexiones que las de un adulto, conectando estructuras y áreas casi sin ningún tipo de orden, las cuales van a ir perdiéndose por su falta de práctica, gracias al fenómeno de la apoptosis o muerte neuronal programada, de forma que aquellas neuronas que no tengan unas conexiones fuertes van a tender a desaparecer, manteniendo sólo aquellas que son "útiles" basadas en la experiencia y el aprendizaje, produciéndose un adelgazamiento cortical. Mecanismo de apoptosis que no es exclusivo de las neuronas (@CienciaDelCope, 2020) (ver Ilustración 3).

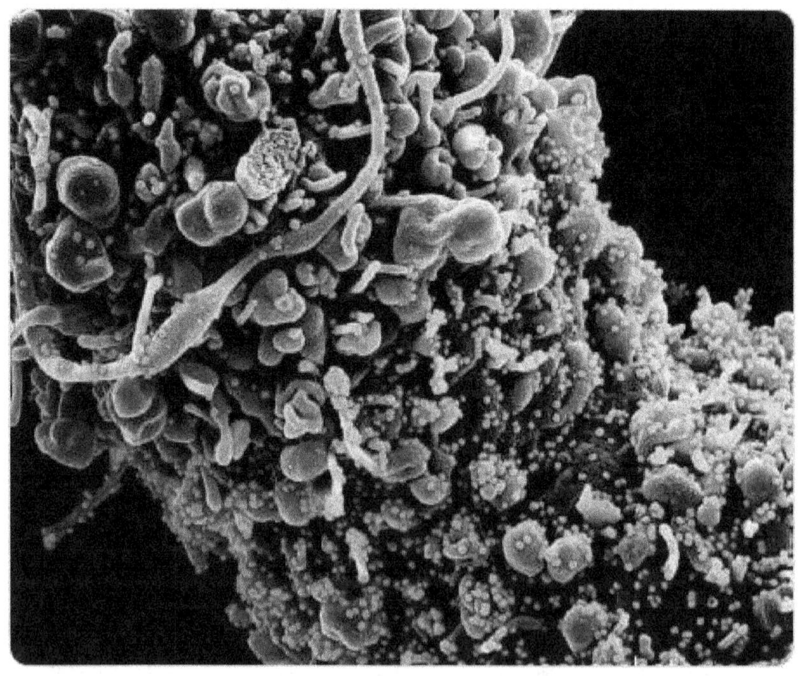

Ilustración 3 Tweet Apoptosis por COVID-19

Técnicas de estudio

Con respecto a la clasificación de las técnicas de análisis del cerebro para llegar a su comprensión se pueden distinguir entre las técnicas invasivas y no invasivas, siendo las primeras aquellas que requieren de una intervención directa a nivel cerebral, algo que con anterioridad era una práctica "habitual", pero que cada día más se va dejando de usar debido al desarrollo de las técnicas no invasivas, destacando entre las primeras:

- Cirugía estereotáxica, basado en el mapeo de estructuras cerebrales

- Electrocorticograma consistente en la introducción de electrodos bajo el cuero cabelludo, para una localización más fina de la actividad eléctrica neuronal

- Métodos lesivos, donde se lesiona parcial o totalmente una estructura o área con la que estudiar su influencia en el comportamiento del individuo.

- Estimulación eléctrica, donde se transfieren impulsos débiles que aumentan las señales de las neuronas próximas al electrodo, mostrándose patrones comportamentales o puestos al de las lesiones.

- Intervención farmacológica, donde se administran fármacos para comprobar los efectos en el cerebro y en la conducta. Estos pueden provocar lesiones químicas selectivas, mediante el uso de neurotoxinas, o afectar a funciones específicas, mediante la intervención en neurotransmisores o receptores específicos.

- Intervención genética, donde se trata de eliminar o sustituir genes para observar los efectos que provoca a nivel neuronal y comportamental.

Las técnicas no invasivas por su parte son aquellas que permiten realizar inferencias mediante evaluaciones, sin necesidad de intervenir directamente en el cerebro de la persona.

- Tomografía axial computarizada o escáner cerebral, permite mediante rayos X extraer imágenes tridimensionales del cerebro en secciones horizontales

- Resonancia magnética, proporciona imágenes de alta resolución a partir de los átomos de hidrógeno activados por radiofrecuencia.

- Resonancia magnética ponderada por difusión, a través de la cual se permite determinar la tractografía a nivel cerebral, pudiéndose obtener índices como la anisotropia factorial y la difusividad media.

- Resonancia magnética funcional, donde se observa el cambio de flujo del oxígeno en sangre en las zonas activas del cerebro

- Tomografía por emisión de positrones, donde se observa la actividad cerebral mediante un reactivo que se administra vía intravenosa.

- Electroencefalografía, que evalúa la actividad eléctrica del cerebro a nivel del cuero cabelludo empleando para ello electrodos.

- Magnetoencefalografía, que evalúa los campos magnéticos de las corrientes eléctricas (@fisicagrel, 2020) (ver Ilustración 4).

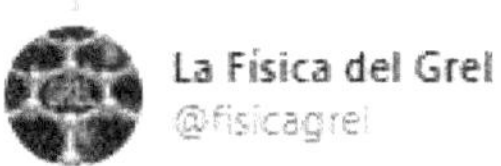

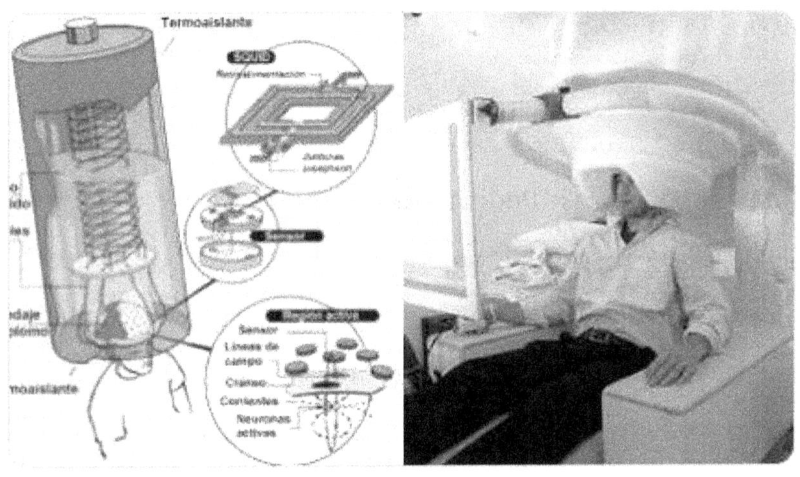

Ilustración 4 Tweet sobre Magnetoencefalografía

Igualmente se puede realizar una distinción entre las técnicas directas e indirectas del cerebro, siendo las primeras aquellas que trabajan directamente con el cerebro, ya sea empleando métodos invasivos o no invasivos, es decir, se refiere a todas las técnicas comentadas en el apartado anterior.

Las técnicas indirectas por su parte dan cuenta del funcionamiento cerebral sin necesidad de su observación directa o inferencial, y no tanto de las estructuras cerebrales, es decir se trata de estudiar a través de ellas el desempeño en las diferentes tareas y con ello comprobar el funcionamiento cognitivo.

Evaluaciones que se convierten en imprescindibles, cuando las técnicas directas no proporcionan una información clara al respecto, tal y como sucede en los primeros estadios de algunas enfermedades neurodegenerativas, como la del Alzheimer (Ocaña Montoya, Montoya Pedrón, & Bolaño Díaz, 2019).

Algunas de estas técnicas son genéricas, en cuanto a la exploración de problemas neurológicos, mientras que otras buscan comprobar si se ha producido un deterioro o no en determinadas funciones cognitivas, ya sea la atención, memoria o el lenguaje entre ellas, como por ejemplo con la prueba de Stroop.

Con respecto al Test de Colores y Palabras, hay que indicar que es una de las pruebas más utilizadas para la detección de problemas neuropsicológicos, daños cerebrales y evaluación de la interferencia.

Por su parte el Screening del Deterioro Cognitivo en Psiquiatría, es una prueba breve dirigida a evaluar la presencia de déficits cognitivos que más frecuentemente presentan los adultos con algún tipo de alteración psiquiátrica: memoria, atención, funciones ejecutivas y velocidad de procesamiento.

Anatomía del cerebro

Para abordar la temática del cerebro hay que comprender de qué partes se compone y cómo funciona, así lo primero que hay que indicar y explicar es que existen términos que se usan coloquialmente de forma similar pero que anatómicamente no lo son, así se suele hablar de la cabeza, el cerebro o el encéfalo indistintamente, que para cualquier otro ámbito es adecuado y correcto, pero dentro de las neurociencias es necesario distinguirlo. El encéfalo se divide en el tronco encefálico, el cerebelo, el diencéfalo y el cerebro, que junto a la médula espinal, conforman el sistema nervioso central. Estando formado el sistema nervioso periférico por los nervios que surgen del primero.

Con respecto al tronco encefálico, este consta de tres partes, bulbo raquídeo (donde se regulan funciones como la respiratoria, el diámetro vascular y los latidos cardíacos; además del hipo, la tos o el vómito); protuberancia (participa en la regulación de la respiración); y mesencéfalo (contiene la sustancia negra, y participa de la regulación de la actividad muscular). Del tronco salen 10 pares o nervios craneales que inervan estructuras de la cabeza. La formación reticular por su parte mantiene la atención y el estado de alerta.

El cerebelo, es el encargado de la coordinación motora

fina y gruesa, además de participar en la postura, el equilibrio y el tono muscular.

El diencéfalo, se divide en tálamo (encargado de la integración de información, la conciencia, el aprendizaje, el control emocional y la memoria) e hipotálamo (regula el comportamiento y las emociones, la temperatura corporal, la sed y el hambre, los ciclos circadianos y estados de conciencia, la secreción hormonal de la hipófisis y la regulación del sistema nervioso autónomo).

El cerebro, donde se desarrollan las funciones cognitivas, decisiones conscientes, aprendizajes relacionales, o el lenguaje entre otras muchas.

Con respecto al desarrollo de la localización de las funciones, en los niños existe una actividad cerebral menos localizada, mientras que, en los adultos, esta se distribuye entre los dos hemisferios, ya que la experiencia va especializando gradualmente las áreas y circuitos destinados al procesamiento de determinado tipo de información o a la realización de determinadas funciones.

Siendo las áreas implicadas en las sensaciones las primeras que maduran, seguido de las de control del movimiento y por último las de la planificación y coordinación del sistema.

Basado en las estructuras "visibles" surgió en el siglo XIX un movimiento que trataba de relacionar las protuberancias en el cráneo con determinadas características de personalidad denominado frenología.

Igualmente los antecedentes del localizacionismo dieron como consecuencia que se partiera de la idea de que el tamaño de la cabeza estaba asociada a dicha función, entendiendo que, a mayor volumen craneal, más capacidad se tendría. Una teoría de la que se ocupó también la psicología comparada, una rama dedicada a analizar las semejanzas y diferencias de los humanos con otras especies vivas.

Así se entendía, que aquellas especies con un cráneo más grande deberían de estar más preparadas y adaptadas a sus ambientes, debido a una facilidad en los procesos atencionales, perceptivos o mnémicos entre otros.

Algo que parecía constatarse en apariencia, debido a la evolución de los restos óseos de los ancestros de los humanos, los cuales señalaban claramente un aumento del tamaño del cráneo, desde el Australopitecos, al Homo Sapiens, en lo que se ha denominado encefalización (Cofran, 2019).

Extrapolando esta visión al mundo animal, se ha llegado a considerar que las especies con un cráneo mayor que el humano, deberían de tener mayores capacidades o habilidades que este, tal sería el caso de animales como el elefante, considerado el mamífero terrestre que posee el cerebro más grande, teniendo en cuenta el coficiente de encefalización (@errezam, 2020) (ver Ilustración 5).

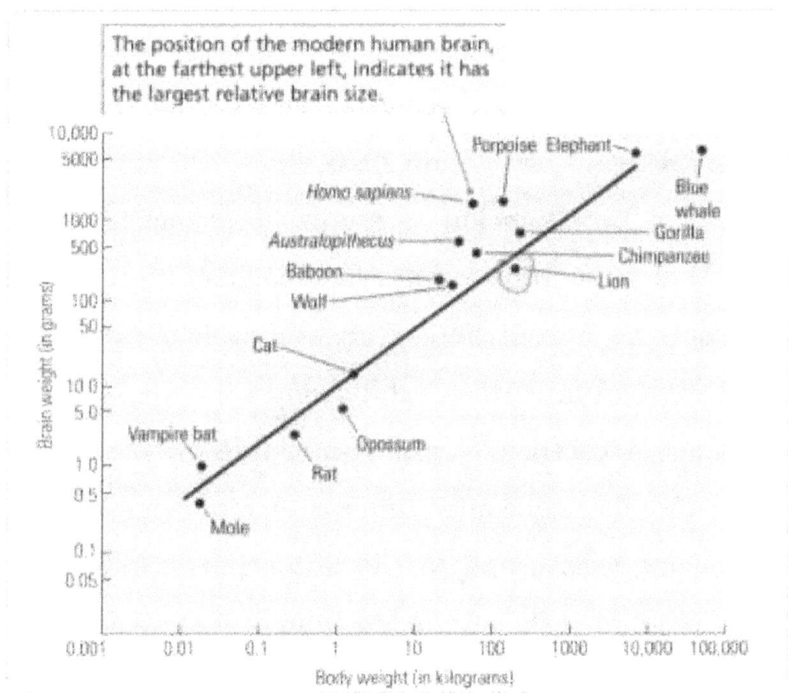

Ilustración 5 Tweet Coeficiente de Encefalización

Teoría que ha sido validada parcialmente, gracias a las nuevas técnicas no invasivas, empleadas por las neurociencias, ya sea a través del registro de la actividad eléctrica cerebral, mediante imágenes con tensor de difusión o mediante resonancia magnética funcional entre otras.

Así se ha observado, cómo la importancia no radica tanto en el tamaño del cráneo, ni del cerebro, sino en la densidad de la corteza cerebral, denominada también sustancia gris, es decir, a mayor número de neuronas cerebrales, mayor inteligencia, datos contrastados gracias al empleo de la técnica de morfometría basado en el vóxel (Frangou, Chitins, & Williams, 2004).

En esta investigación se analizó la relación entre la densidad de la sustancia gris y la capacidad intelectual en adolescentes, encontrando una correlación positiva significativa en la corteza orbitofrontal, la circunvolución cingulada, el cerebelo y el tálamo; mientras que en el núcleo caudado se encontró una correlación negativa.

Una vez presentada las distintas partes del cerebro humano hay que aclarar que todo ello pertenece a lo que se conoce como sistema nervioso, cuyo desarrollo se inicia en el vientre materno, y en el momento del nacimiento todavía no está terminado de formar, requiriendo de años para que llegue al estado de adulto.

Igualmente realizar la distinción con respecto al término coloquialmente empleado de la cabeza, que vendría a referirse al contenedor del encéfalo, es decir, este se encuentra protegido por los huesos del cráneo y por las meninges (duramadre, aracnoides y piamadre) flotando en el líquido cerebroespinal; igualmente cabe realizar la distinción entre:

la sustancia gris (corteza cerebral), formada por cuerpos neuronales y dendritas, en donde se produce la integración de la información y las funciones cognitivas superiores, y adquiere forma de núcleos, corteza y formación reticular.

la sustancia blanca, formada por fibras nerviosas mielínicas que interconectan distintas áreas neuronales adquiriendo la forma de tractos, fascículos y comisuras

los núcleos estriados, dentro de la sustancia blanca.

Anatómicamente la corteza cerebral está dividida por el surco central, dejando a un lado el hemisferio derecho y al otro el izquierdo, y bajo ambos se encuentra el diencéfalo, que son estructuras interiores (tálamo, subtálamo, hipotálamo, epitálamo metatálamo y tercer ventrículo) que conecta con el tallo cerebral (mesencéfalo, puente de Varolio y el bulbo raquídeo). Los hemisferios por su parte pueden dividirse en cuatro lóbulos, el frontal, parietal, temporal y occipital.

El lóbulo frontal, situado en la parte frontal del cerebro, es donde se recibe "toda" la información, se procesa y responde a partir de ahí, y está asociado a las funciones ejecutivas, esto es, a la capacidad de organización, toma de decisiones y supervisión de estas.

El lóbulo parietal, situado tras el lóbulo frontal, sobre el lóbulo temporal y delante del lóbulo occipital, es el centro de la información sensitiva, tiene un papel destacado en el lenguaje, y su lesión puede provocar dificultades en el lenguaje y el movimiento.

El lóbulo temporal, situado bajo el lóbulo occipital, está implicado en los procesos del lenguaje relacionados con el procesamiento auditivo, igualmente participa de los procesos de consolidación de memorias a largo plazo.

El lóbulo occipital, situado en la parte posterior del cerebro, es en donde se encuentra el centro de procesamiento visual, donde llega toda la información percibida por la vista a través de los nervios ópticos, siendo esencial para la discriminación de símbolos matemáticos escritos.

Con respecto a las localizaciones de los aspectos como la atención, el lenguaje o la memoria, hay que indicar que existen distintas estructuras implicadas en cada una de ella, produciendo la lesión de uno de los lóbulos la pérdida total o parcial de dicha función.

Con esto se abandona así definitivamente la teoría localizacionista que rigió durante décadas el estudio de la neurociencia (Arias, 2018), donde se trataba de asignar a cada región del cerebro una determinada función psicológica, de forma que la lesión de esta impedía a la persona el desempeño de dicha función.

Actualmente se conoce que existe cierta especialización localizada, pero que cuando las regiones que "tradicionalmente" realizan dicho procesamiento, por cualquier motivo no funcionan adecuadamente, se suele encargar de las mismas las regiones anexas. Por lo que se puede afirmar que las funciones cognitivas están distribuidas en el cerebro, y aunque existen centros especializados de procesamiento de determinada información, ya sean auditivas, visuales, propioceptivas… todo ello luego va a distribuirse para constituir las huellas de memoria.

Una vez comentadas las estructuras y funciones del cerebro hay que indicar que con anterioridad al desarrollo tecnológico que ha permitido el conocimiento actual, y teniendo en cuenta las limitaciones propias de la época, esta ciencia se inició con el estudio de casos post-mortem, donde se analizaban las estructuras visibles dañadas de personas que en vida mostraban algún tipo de deficiencia o problema cognitivo o comportamental.

Así uno de los casos más reconocidos en la historia de las neurociencias es el de Phineas Gage (Damasio, 2018), quien sufrió un accidente laboral en una mina donde trabajaba, con tan mala suerte que una de las barras le atravesó el cráneo, a partir de entonces, su comportamiento cambió siendo errático, imprevisible e incluso temerario (@Neuro100cias, 2018) (ver

Ilustración 6).

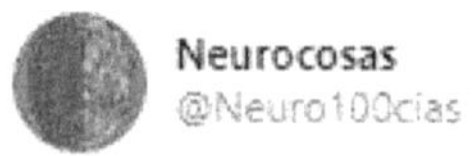

Neurocosas
@Neuro100cias

El extraño caso de Phineas Gage.
Este obrero vio su cabeza atravesada por una barra de hierro de 3 cm de diámetro. A las 10 semanas su función cerebral estaba recuperada casi al 100%, pero su personalidad cambió radicalmente

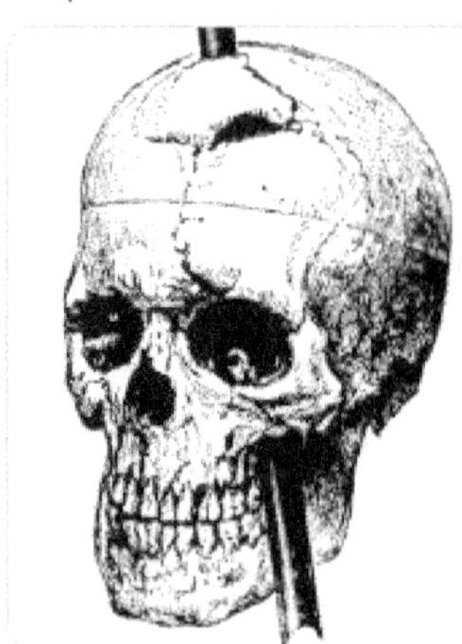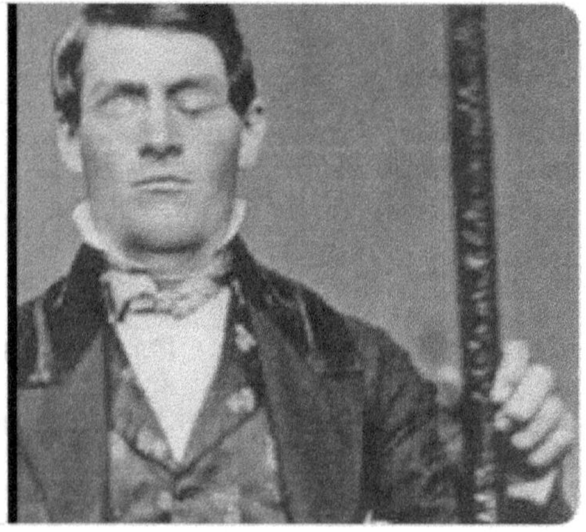

2:04 p. m. · 27 ene. 2018 · Twitter for Android

Ilustración 6 Tweet sobre Phineas Gage

El estudio post-morten permitió conocer las áreas afectadas, en concreto el lóbulo frontal izquierdo, lo que posibilitó establecer las primeras hipótesis sobre el papel del lóbulo frontal en el control de los impulsos y el juicio, así como deducir su papel destacado en la planificación, coordinación, ejecución y supervisión de conductas.

Actualmente el avance de las técnicas permite observar el cerebro trabajando en vivo ante determinadas tareas, lo que ha posibilitado conocer no sólo las áreas cerebrales implicadas, sino también las vías de comunicación entre áreas corticales y subcorticales de determinados procesos, ya sean de tipo más fisiológicos o cognitivos, lo que aplicado al ámbito médico, permite comparar el cerebro de los pacientes, con el "normal" y así determinar en qué punto del mismo se encuentra el "problema" en cada caso, especialmente importante a la hora de la intervención quirúrgica, cuando el resto de los tratamientos no tienen la eficacia esperada para su resolución.

Hoy en día el conocimiento científico se obtiene con técnicas como la resonancia magnética funcional o el electroencefalograma, es decir, técnicas no invasivas que informan sobre qué está sucediendo dentro de la cabeza, pero sin necesidad de "abrir" o "esperar" a realizar análisis post-morten.

Capítulo 2. Contextualizando la Pandemia

Antes de entrar en profundidad sobre el impacto neuropsicológico del COVID-19, hay que contextualizar esta obra en el marco de una pandemia que afecta de forma global y sin precedentes en la historia moderna, que ha ido poniendo en jaque a cada uno de los sistemas sanitarios a medida que ha afectado a la población.

A pesar de ver sus consecuencias en China, donde se inició, en ocasiones, no fue hasta que no se contabilizaron los primeros casos en el propio territorio cuando los gobiernos empezaron a tomar medidas al respecto.

Una cronología que apenas se ha iniciado a principios de año y que ha ido afectando cada vez a más países, siendo los primeros casos importados, de ciudadanos provenientes de zonas afectadas, que sin saberlo han extendido el virus por todo el mundo.

Una situación frente a la que los gobiernos han tomado medidas diferentes, pero que en la mayoría de las ocasiones ha implicado el confinamiento de buena parte de la población para reducir la posibilidad de propagación del virus, por lo que cabe distinguir entre las consecuencias entre los afectados por el COVID-19 y aquellos que han estado confinados en sus domicilios en ocasiones durante meses.

Sobre el COVID-19

A pesar de que se trata de un virus nuevo, ya se sabe bastante sobre el COVID-19, empezando por la familia a la que pertenece y las características de este Coronavirus (@OACerebro, 2020) (ver Ilustración 7).

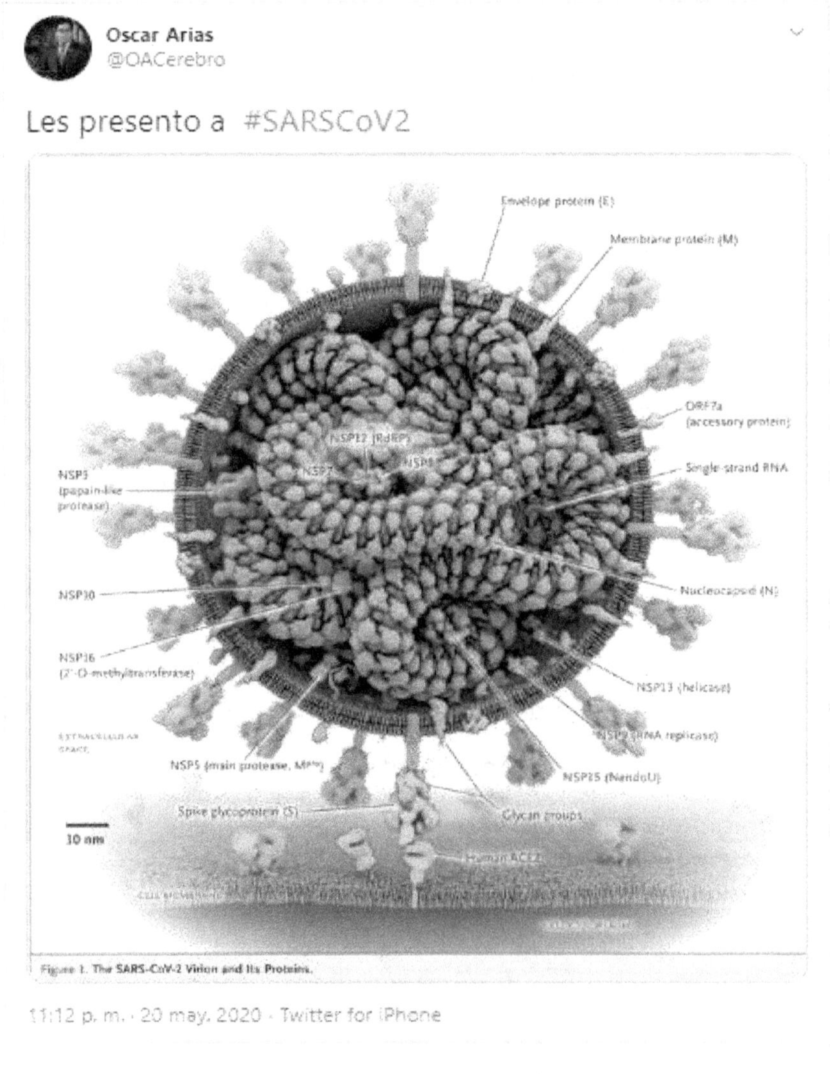

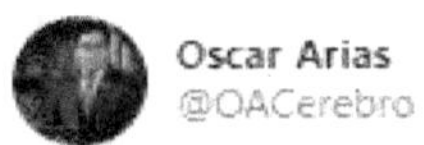

Ilustración 7. Tweet Imagen del COVID.19

Información que ha podido ser descubierta gracias a la implicación de numerosos laboratorios de investigación y universidades repartidos alrededor del mundo, y además de contar por primera vez con la secuencia genética del virus cedido en abierto por China como forma de estimular la búsqueda de una cura.

Estos dos factores han permitido que actualmente se estén realizando distintos ensayos a lo largo del mundo para tratar de conocer cómo combatir su avance y sobre todo para reducir la tasa de fallecidos.

Desde la propia O.M.S. se ofrecen respuestas sobre qué es el COVID-19, cuáles son sus síntomas, cómo se propaga, o cuál es la tasa de recuperación y de fallecimiento entre los contagiados entre otras (O.M.S., 2020).

Pero a pesar de ello hoy en día se siguen investigando diversos aspectos para lo que todavía no se tiene respuesta, sobre todo en lo relativo a un tratamiento eficaz tanto de tipo preventivo como para reducir las consecuencias de la enfermedad.

Al respecto desde el Centro de Ciencia e Ingeniería de Sistemas de la Universidad de Johns Hopkins (EE.UU.) (Johns Hopkins CSSE, 2020) se informa a diario del número de casos de afectados, decesos y recuperados tanto numérica como visualmente, tanto a nivel mundial o por cada uno de los países.

Así a 17 de Abril del 2020, el número de afectados por COVID-19 a nivel mundial son de 4.664.486 distribuidos entre 188 países, de los cuales EE.UU. cuenta con 1.470.199 afectados, seguido de Rusia con 281.752 e Inglaterra con 241.461; situándose España en la posición quinta con 230.698 casos (ver Ilustración 8).

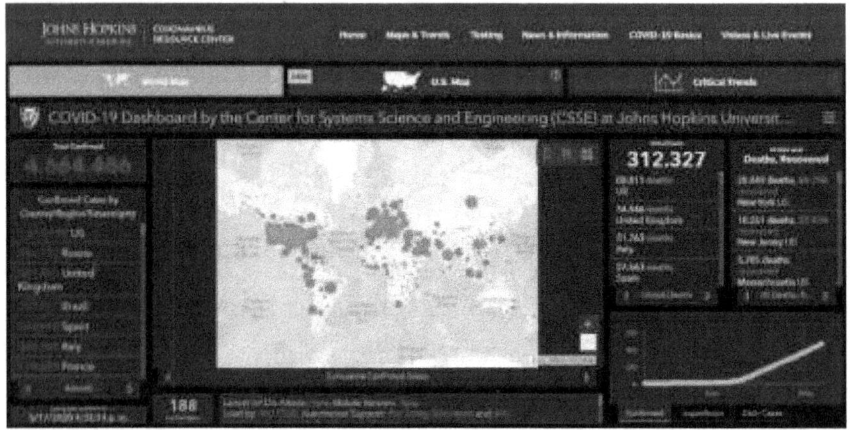

Ilustración 8 Casos de contagiados a 17 de Abril del 2020

Con respecto al número de fallecidos en dicha fecha a nivel global han sido 321.327, de los cuales en EE.UU. ha sido 88.811; seguido de Inglaterra con 34.546; e Italia con 31.763; situándose España en la posición cuarta con 27.563 decesos. Y por último con respecto a los recuperados a nivel global han sido 1.708.062, de los cuales en EE.UU. ha sido 268.376; seguido de Alemania con 154.011; situándose España en la posición tercera con 146.466 casos.

Sobre la sintomatología asociada al COVID-19 y debido a que la información va cambiando en función de que se a conociendo más sobre esta enfermedad se va a exponer lo que declara la propia O.M.S. en la sección de "Preguntas y respuestas sobre la enfermedad por coronavirus (COVID-19)" a fecha de 18 de mayo de 2020:

"Los síntomas más habituales de la COVID-19 son la fiebre, la tos seca y el cansancio. Otros síntomas menos frecuentes que afectan a algunos pacientes son los dolores y molestias, la congestión nasal, el dolor de cabeza, la conjuntivitis, el dolor de garganta, la diarrea, la pérdida del gusto o el olfato y las erupciones cutáneas o cambios de color en los dedos de las manos o los pies" (O.M.S., 2020).

Igualmente y en relación a cuándo solicitar atención médica debido a la sintomatología asociada al COVID-19 informa:

"Las personas de cualquier edad que tengan fiebre o tos y además respiren con dificultad, sientan dolor u opresión en el pecho o tengan dificultades para hablar o moverse deben solicitar atención médica inmediatamente" (O.M.S., 2020).

La denominación del COVID-19

Uno de los problemas de los psicólogos sociales es conseguir la fidelidad de los clientes a una marca, siendo esta la que usamos para identificar a una determinada persona, producto o empresa.

Normalmente cuando pensamos en una compañía como Coca-Cola, McDonald o Ikea, lo solemos hacer con respecto a los productos que venden. Si nos fijamos en otras marcas como U.P.S., Iberia o Microsoft lo hacemos sobre los servicios que ofrecen.

Algo que va a influir decisivamente en la adquisición del producto o servicio en cuestión, ya no sólo basado en nuestro propio criterio, si no en la influencia de la opinión de los demás y de los medios de comunicación a través de la publicidad.

Igualmente, cuando pensamos en Stephen Hawking, Barack Obama o Rafael Nadal ya no lo hacemos ni en productos ni en servicios, si no por su Personal Branding o marca personal que han desarrollado gracias a sus carreras científicas, políticas o deportivas respectivamente, es decir, se van asociando aspectos emocionales a la marca, la cual puede ir ligada a una persona, empresa e incluso localidad.

Pues lo mismo pasa cuando se ha de denominar a las "desgracias", tal y como sucede a la hora de designar a los ciclones tropicales que anualmente castigan buena parte del Caribe y Norteamérica.

Según informa la Organización Mundial de Meteorología (World Meteorological Organization, 2020), estos nombres siguen unos listados preestablecidos que van rotándose, quedando en el recuerdo de muchos los efectos del huracán Katrina del 2005 o de Ike del 2008.

Luego en principio estos nombres no guardan ninguna relación con la fecha en la que se produce, la violencia o las zonas más afectadas, entre estos los hay en inglés o español (por ejemplo, Barry o Gonzalo respectivamente), masculinos o femeninos (por ejemplo, Lorenzo o Laura respectivamente), pero ¿tiene alguna incidencia en la población la denominación de los ciclones tropicales?

Esto es lo que se ha tratado de averiguar con una investigación realizada desde el Departamento de Administración y Empresas; junto con el Departamento de Psicología, del Instituto de Investigación de Comunicaciones y el Laboratorio de Investigación de Encuestas sobre la Mujer y Género de la Universidad de Illinois; junto con el Departamento de Estadística de la Universidad Estatal de Arizona (EE.UU.) (Jung, Shavitt, Viswanathan, & Hilbe, 2014).

En el estudio se analizaron las consecuencias climáticas de los huracanes en EE. UU. durante las últimas seis décadas diferenciándolos en función del nombre masculino y femenino, encontrando primeramente que aquellos que tenían nombres femeninos habían sido los que habían conllevado mayores efectos destructivos y de fallecimientos entre la población.

Hay que recordar que la lista de nombres está prefijada y que su asignación es consecutiva, por lo que a priori no existe ninguna relación entre el género del nombre y su violencia, por ello lo más sorprendente del estudio es que pasaron una lista de nombres de huracanes, 5 masculinos y 5 femeninos a 346 participantes, para que valorasen mediante escala tipo Likert de 1 a 7 hasta qué punto consideraban violento cada uno de los huracanes de la lista.

Los resultados muestran que los huracanes de nombres masculinos tendían a valorarse como más destructivos que los de nombre femenino, independientemente del género de los participantes.

Lo que permitió entender por qué en ocasiones ante los avisos de las autoridades se suele hacer más o menos caso en cuanto a prevención se refiere, por ejemplo, simplemente porque el nombre asignado sea masculino o femenino.

En cambio, la denominación de las enfermedades en el ámbito de la salud suele indicarse con unas siglas que guardan relación con alguna característica identificativa del sitio, síntomas o consecuencias.

Así y dentro de la familia de los coronavirus han existido con anterioridad diversos brotes como en el caso del SARS-CoV surgido en China en el 2002 cuyas siglas se corresponden al Coronavirus del Síndrome Respiratorio Agudo Grave y que hace referencia a su sintomatología; el MERS-CoV que surgió en Arabia Saudita en el 2012 y cuyas iniciales en inglés hacen referencia al Coronavirus del Síndrome Respiratorio de Oriente Medio, en donde se describe la sintomatología y la localización; y el COVID-19 surgido en el 2019 en China cuyas siglas en inglés hacen referencia a la Enfermedad del Coronavirus del 2019, sin hacer ninguna indicación a la sintomatología ni a la localidad en donde surgió.

Hay que tener en cuenta que el término de COVID-19 no ha sido el primero en emplearse para esta enfermedad sino que ha sido un cambio introducido casi dos meses después de que surgiese el primer caso notificado a la O.M.S., lo que ha llevado a algunos a plantear que las motivaciones de modificarlo incorporando un nombre "oficial" podría haber sido realizado para evitar las consecuencias económicas negativas que conlleva asociar un tipo de enfermedad con una región o población (@radioyskl, 2020) (ver Ilustración 9).

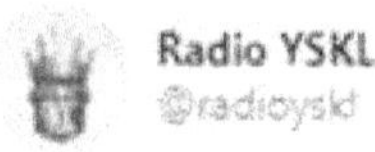

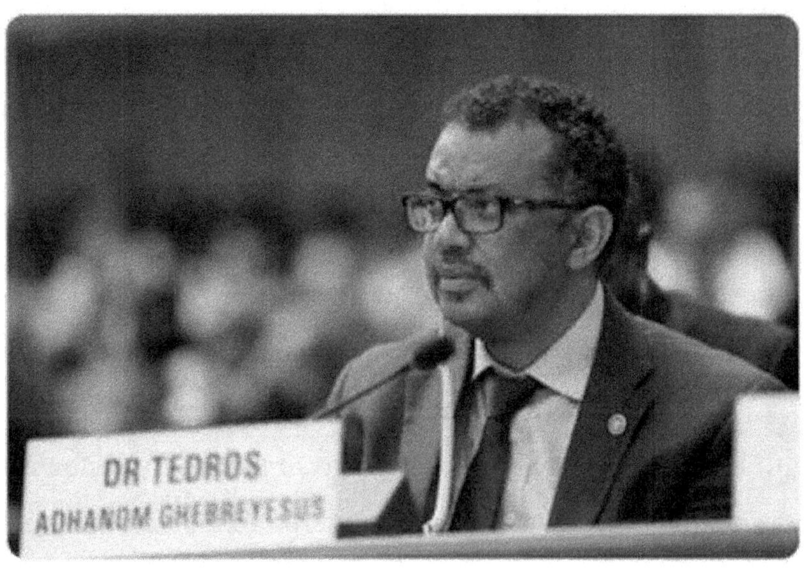

Ilustración 9. Tweet Denominación del COVID-19

De esta forma se pretendería eliminar las denominaciones de "virus de China" o "virus de Wuhan", términos que apuntan directamente al foco del origen de la infección.

Una deferencia hacia China que algunos profesionales de la salud denuncian, por no haberse tenido la misma consideración con otras poblaciones como en el caso del Coronavirus del Síndrome Respiratorio de Oriente Medio.

A pesar de que se haya dado una denominación oficial de COVID-19, la población ha seguido usando las denominaciones de Virus y especialmente Coronavirus para informarse sobre la sintomatología, medidas de prevención o extensión de la enfermedad, y aunque todavía es pronto para comprender el motivo por el que ha "fallado" la denominación oficial.

Hay que tener en cuenta que para crear una marca nueva y conseguir que se adhieran a ella se han de atender a una serie de variables, tal y como se ha analizado desde la Universidad de Taylor (Malasia) (Poon, 2016) con una investigación donde se ha tratado de conocer las motivaciones del éxito de determinadas marcas frente al resto, para ello se seleccionaron una lista de cincuenta productos de uso diario más vendido, de las dos principales empresas comercializadoras, para comprobar los efectos de la marca.

Después de analizar los mensajes, panfletos y publicidad que sobre esas dos marcas se difunden por los medios de comunicación y por las redes, se encontró mediante la aplicación del análisis textual y el método interpretativo, que estas marcas se sustentaban sobre dos pilares para mantener la fidelidad de sus clientes.

El primero de ellos, es la capacidad de generar emociones positivas; y el segundo fue, el de la estética de la honestidad, es decir, parecer que el producto en realidad sirve para lo que indica, manteniendo los estándares de calidad publicitados.

Con respecto a la credibilidad de la O.M.S., indicar que según la encuesta realizada por WIN/Gallup International (O.N.U., 2014), este organismo junto con UNICEF son las agencias internacionales mejor valoradas a nivel mundial mostrándose cómo el 72% de los entrevistados tenían buena opinión de estos organismos.

Por lo que se esperaría que los ciudadanos poco a poco vayan adoptando este último nombre teniendo en cuenta el desfase que se produjo entre el anuncio de su denominación oficial realizado el 11 de febrero del 2020 (ver

Ilustración 9), mientras que la preocupación a nivel mundial se inició casi un mes antes, el 20 de enero del 2020, a su vez, casi un mes después de que se reportara el primer caso el 31 de diciembre del 2019.

La evolución de la pandemia

A pesar de que las circunstancias son recientes y no permiten analizar la información con cierta perspectiva, a continuación, se presenta una pequeña secuencia de fechas y datos con respecto a la pandemia actual haciendo hincapié en cuanto a la información sobre los contagiados y los confinados se refiere, primero de forma general y luego específica en España.

Así hay que comentar que el nuevo coronavirus 2019 (n-CoV) como se le denominó inicialmente, también conocido como "virus de China" o "virus de Wuhan" que es como se llama la provincia China donde se inició el contagio, siendo su nombre oficial COVID-19 según declaraciones de la O.M.S. de 11 de febrero del 2020.

Si bien el primer caso declarado de COVID-19 fue a finales de diciembre en China, algunas investigaciones señalan que con anterioridad ya se habían producido diversos casos los cuales no habían sido reportados a la O.M.S. Igualmente, se ha llegado a criticar sobre la tardía declaración de pandemia por parte de este organismo realizada en ese mismo día 11 de marzo del 2020, cuando ya en el mundo había más de 1.000.000 de contagiados (@radio_angelica, 2020) (ver Ilustración 10).

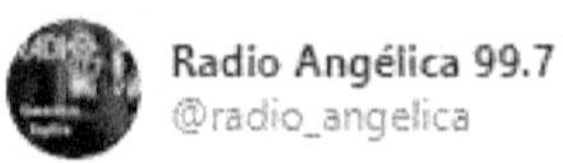

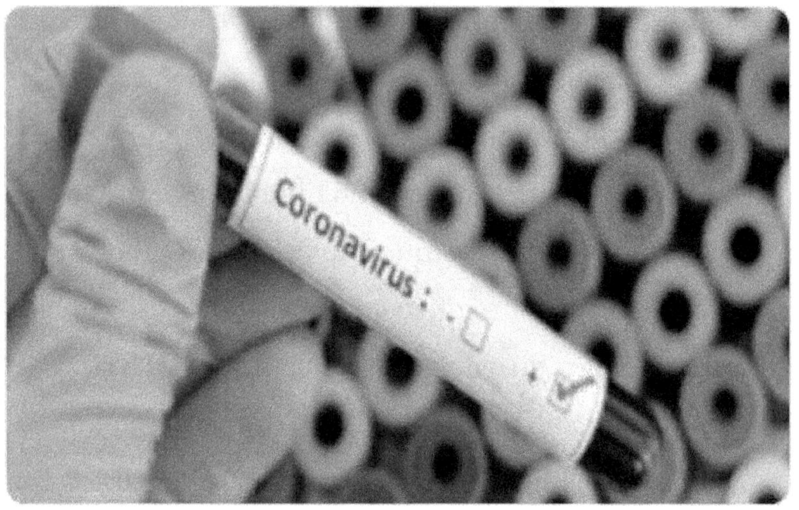

Ilustración 10 Tweet Declaración de Pandemia

Un virus, desconocido hasta ese momento, que poco a poco fue extendiéndose, pero de cuya importancia solo parecía que eran conscientes el personal sanitario, así la población hasta que no vio las medidas que se iban adoptando por los distintos gobiernos, estaban "tranquilos" confiando en las bonanzas de su propio sistema sanitario.

Quizás la medida más "drástica" e impopular adoptada poco a poco por la mayoría de los países a medida que se detectaban personas contagiadas por el virus entre sus ciudadanos ha sido el del confinamiento en el propio domicilio cuando así se requiere, donde la persona debe de evitar salir a la calle y hacerlo únicamente en caso justificado ya que, si no puede ser detenido y llevado preso, o recibir una fuerte multa por ello.

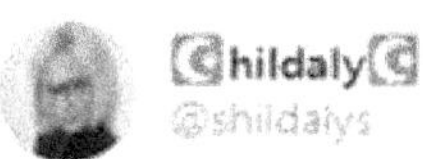

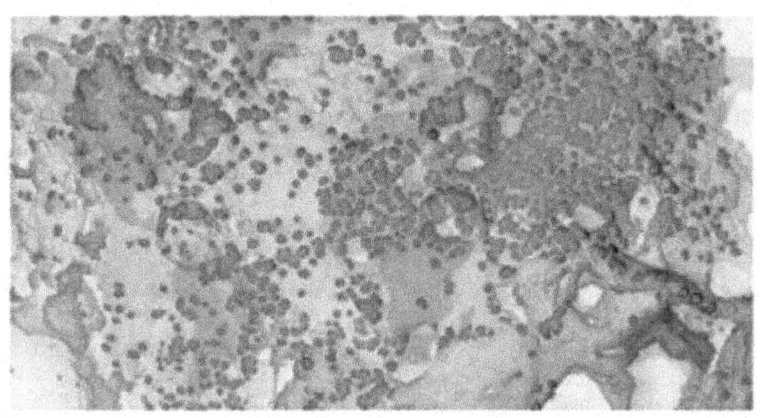

Ilustración 11 Tweet sobre la cuarentena en China

Práctica del confinamiento que se inició por primera vez en China y para asombro del mundo, donde quedó recluida en sus casas buena parte de la población de la provincia de Hubei, en donde se encuentra Wuhan, la ciudad en donde se produjo el brote.

Un confinamiento que afectó de la noche a la mañana a millones de ciudadanos, algo que hasta ese momento se pensaría que era imposible por la cantidad de personas que supone, decisión que fue adoptada el 24 de enero del 2020 (@shildalys, 2020) (ver Ilustración 11).

Decisión polémica en cuanto a la limitación que supone con respecto a los derechos individuales de movimiento e incluso de trabajo, pero que es necesario adoptar en tiempos de crisis de salud si se piensa en el bien de la colectividad, realizado con la finalidad de detener la propagación de la enfermedad entre la ciudadanía.

Aspecto no siempre comprendido por la población que queda confinada, de ahí que desde los gobiernos se hayan invertido millones en campañas de publicidad a través de los medios de comunicación y las redes sociales para "modificar" la visión sobre esta medida restrictiva, como necesaria en base a las circunstancias que se están viviendo en ese momento.

Con posterioridad a la decisión adoptada por China y basado en el creciente número de casos que se empezaban a detectar, Italia llevó a cabo las mismas medidas restrictivas en cuanto a movimiento se refiere en algunas de las regiones del norte, decisión adoptada el día 7 de marzo del 2020 (@Renzo_Utili, 2020) (ver Ilustración 12).

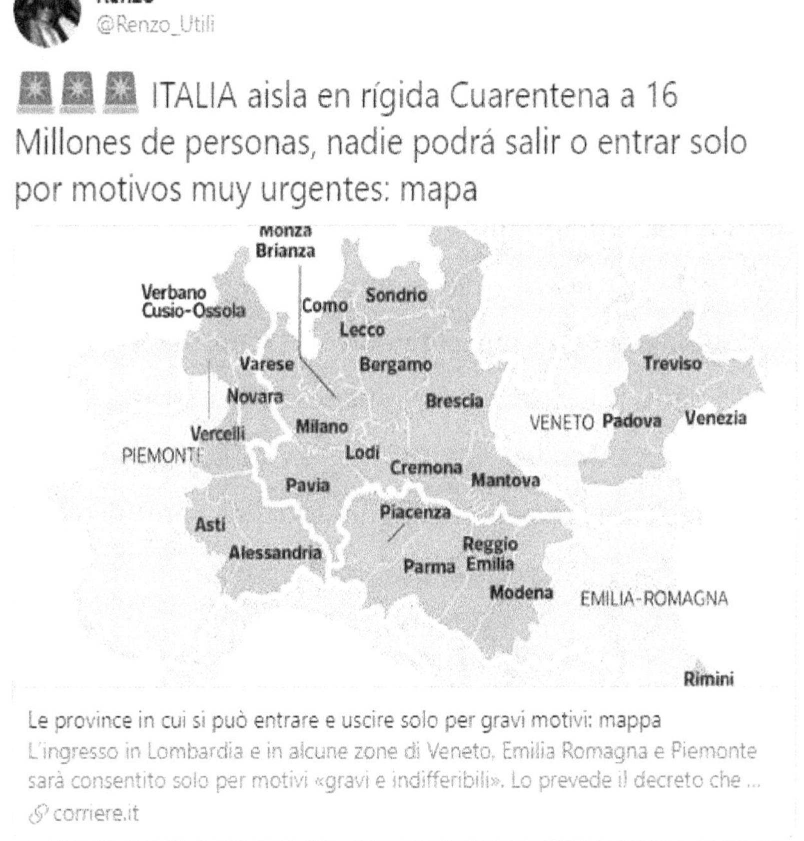

Ilustración 12 Tweet sobre la cuarentena de Italia

En el caso concreto de España el primer contagio se produjo el 31 de enero del 2020 proveniente de un ciudadano extranjero. Situación que ha requerido que el gobierno haya tenido que ir tomando medidas en cuanto el número de contagiados y fallecidos ha ido aumentando, tal es así que España ha pasado a ser considerada como uno de los principales focos de contagio después de China e Italia, debido a lo cual el 14 de marzo se decretó el estado de alarma y con ello el confinamiento de la mayoría de la población en sus domicilios, estando exenta de esta medida el personal esencial, entre ellos los cuerpos y fuerzas de seguridad, aquellos implicados en el abastecimiento o la limpieza de la ciudad, y por supuesto, el personal sanitario.

Medidas adoptadas como la del confinamiento han servido para ralentizar la evolución en cuanto al número de nuevos contagios, lo que ha permitido en muchas localidades prevenir el colapso del sistema sanitario.

Así la tasa de crecimiento de la pandemia en España tuvo su pico máximo el 26 de Marzo del 2020 produciéndose desde entonces una reducción paulatina del número de contagiados, llegando a una situación en donde poco a poco se va permitiendo a la ciudadanía volver a la calle en un proceso denominado como desescalada (Instituto de Salud Carlos III, 2020) (ver **Error! Reference source not f ound.**).

Capítulo 3. Cerebro y COVID-19

A pesar de que no suele ser uno de los aspectos más destacados en la temática de la pandemia actual, centrado casi en exclusiva en los efectos a nivel pulmonar y más recientemente a nivel circulatorio, el cerebro es uno de los grandes perjudicados de esta situación, ya sea de forma directa como indirecta (Carod Artal, 2020).

Antes de empezar cabe realizar una distinción en tres grandes grupos, los contagiados más graves que han requerido hospitalización, los contagiados asintomáticos o con síntomas leves y aquellos que no han sido contagiados.

Indicar que esta es una separación únicamente a nivel didáctico, ya que todavía estan en cuestión algunas de las pruebas que se están empleando en la población para distinguir entre asintomáticos o no contagiados.

Igualmente indicar que si bien la distinción al inicio de la pandemia era entre los contagiados y no contagiados, a medida que se iba conociendo más sobre los efectos se realizó la distinción entre contagiados sintomáticos, asintomáticos y no contagiados; y actualmente se distingue entre contagiados con síntomas graves, con síntomas leves, asintomáticos y no contagiados.

Muerte Súbita y COVID-19

Uno de los hechos más llamativos a la vez que dramáticos para la población general es cuando empezaron a circular por internet vídeos de China donde se veía a personas fallecidas por la calle, mientras pasaban los viandantes en ocasiones sin prestarles atención, o llamando a la policía o al personal sanitario para que se hiciesen cargo del cuerpo (@tvs_encarnacion, 2020) (ver Ilustración 13).

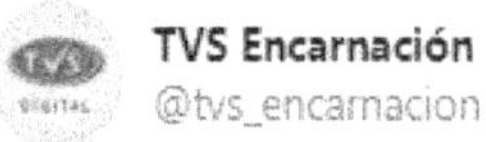

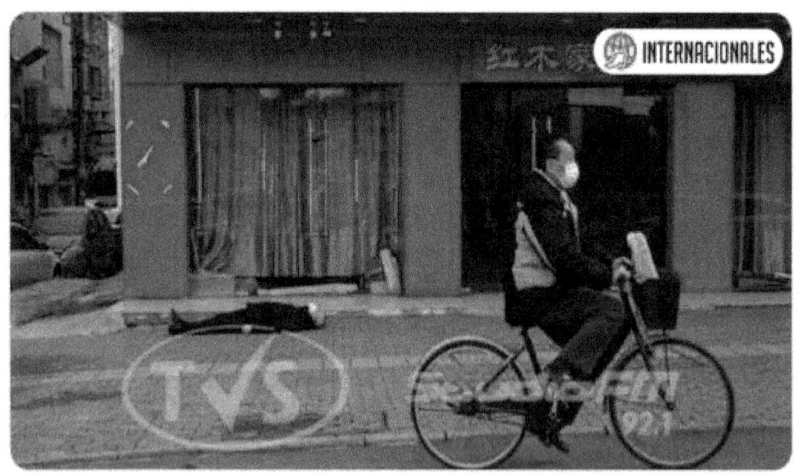

Ilustración 13 Tweet Fallecido por COVID-19 en la Calle

Imágenes que se repitieron en Italia, y en otros países a medida que se ha ido extendiendo el contagio del virus, lo que ha dado una falsa idea en una parte de la población sobre que se podía tratar de una "muerte fulminante" cuando se contagiaba con el COVID-19, una interpretación sin ninguna base científica, que hasta la fecha no tenía una explicación convincente.

Hay que tener en cuenta que en la mayoría de los casos reportados, estas personas estaban usando una mascarilla, es decir, que se supondría que son pacientes de COVID-19 con suficientes síntomas para ir protegido, indicar únicamente la salvedad de que en algunos países es obligatorio para que toda la población lo utilice, siendo recomendable en otros únicamente para aquellos que presentan tos y fiebre.

De ser así, es decir paciente sintomáticos la "muerte súbita" o al menos en apariencia podría ser "fácilmente" explicado por un fenómeno de hipoxia, es decir falta de oxígeno en el cerebro, lo que puede ir antecedido de un estado de confusión, que podría explicar porqué la persona se encontraba "deambulando" por la calle antes de fallecer.

Evitar la hipoxia es uno de los problemas más graves con el que se ha estado luchando en las unidades de cuidados intensivos, donde el efecto del virus impide el normal funcionamiento de la circulación del oxígeno desde los bronquios hasta la sangre, un empobrecimiento que en muchas ocasiones hace que la falta de oxígeno en el cerebro sea incompatible con la vida, de ahí que una parte importante de la intervención sea en cuanto a mantener unos niveles aceptables de oxígeno en sangre.

Por tanto estas personas que excepcionalmente han podido fallecer por la calle, serían pacientes sintomáticos, en que la infección ha avanzado tanto que literalmente le impide "respirar" al cerebro al no permitir que le llegue oxígeno, lo que provoca su asfixia denominado hipoxia, la cual de mantenerse durante minutos va a provocar la muerte neuronal mediante un proceso de necropsia y con ello del cerebro y tras este del resto del organismo.

Una circunstancia, la de hipoxia que es más propio de la especialidad de neonatos, donde se pueden producir complicaciones durante el parto que conlleven una situación de hipoxia en el bebé, lo que en algunos casos va a conllevar secuelas para toda la vida.

Situación que puede verse agrabado precisamente por el COVID-19 lo que ha hecho que se incorporasen recomendaciones al respecto, indicando que en caso de que el bebé esté sufriendo hipoxia causada o asociada al COVID-19 se deberá de actuar mediante cesárea de urgencias (Jankelevich, Lacassie Q., Carolina Carmona, Morales, & Nazar, 2020), por supuesto extremando para ello las precauciones para evitar el contagio del personal y del resto de los pacientes, así se han desarrollado una serie de protocolos para la prevención en caso de intervenciones quirígcias (Ti, Ang, Foong, & Ng, 2020).

En el caso de los adultos, no es tan frecuente que se produzca hipoxia, aunque hay excepciones como en el caso de la apnea del sueño, donde se ve interrumpido el ciclo normal de la respiración el cual si no se recupera puede poner en riesgo la vida de la persona, de ahí que los pacientes con esta patología requieran de respiradores mediante el cual se aumenta la presión del aire en la garganta para mantener las vías respiratorias abiertas.

Otra situación en donde se puede producir esta hipoxia en adultos es en los aviones, lo que puede darse ante la reducción de la presión atmosférica en cabina lo que lleva acarreado una disminución parcial de oxígeno en sangre, situación de hipoxia que si se mantiene más allá de tres minutos va a provocar daños en el sistema nervioso central.

Así a partir de los cinco minutos sufriendo hipoxia el sistema nervioso central va a verse comprometido al iniciarse un proceso de muerte neuronal lo que, dependiendo de su extensión, puede provocar daño cerebral grave o el fallecimiento de la persona.

Con respecto a los tipos de hipoxia estas se pueden clasificar en histotoxica, ante intoxicación por cianato o por alcohol; afecciones pulmonares como neumonías o enfisemas; hipémica, ante intoxicación por monóxido de carbono, abuso de alcohol, pérdida de sangre o tabaquismo; por estancamiento, ante insuficiencia cardíaca, hiperventilación o colapso cardio-respiratorio; y de altura o hipóxica, ante la exposición a altura o pérdida de presión de cabina.

Hay que recordar que una de las características definitorias de la hipoxia es que esta normalmente no va acompañada de dolor u otro síntoma, por lo que puede ir avanzando de forma silente hasta la incapacitación de la persona.

A pesar de lo anterior, sí se producen síntomas cognoscitivos asociados a la hipoxia, aunque entre ellos están precisamente los de darse cuenta de su estado general, es decir, la pérdida progresiva de oxígeno en sangre va a ir asociada a una reducción de las habilidades intelectuales como signo precoz de estar sufriendo hipoxia.

Igualmente y con respecto a la percepción, se va a producir una progresiva reducción de la sensibilización, así como de la agudeza visual y auditiva, además del entumecimiento de los miembros.

En concreto se produce un enlentecimiento del pensamiento, con una reducción de la habilidad de cálculo y del juicio, con un aumento del tiempo de reacción y con problemas asociados de memoria tanto a corto como a largo plazo, además de temblor y falta de coordinación muscular.

Igualmente puede presentarse con un incremento de la recuencia cardíaca con un aumento de la respiración profunda, todo lo cual puede llevar al colapso del sistema y al fallecimiento de la persona.

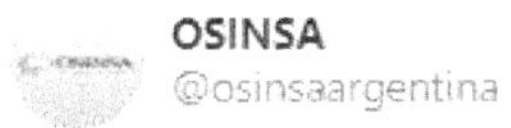

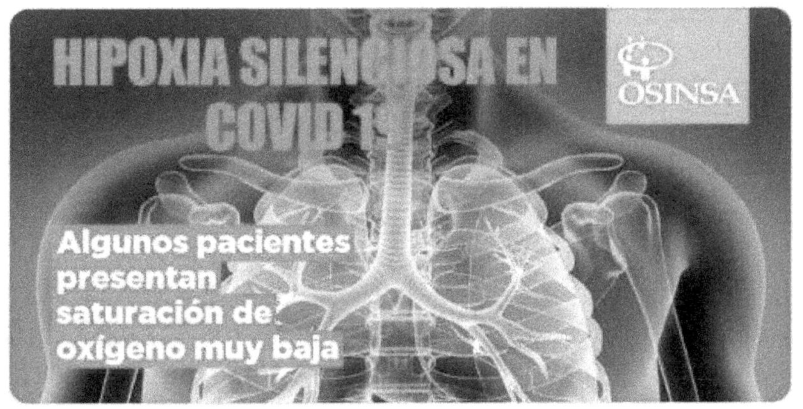

Ilustración 14 Tweet Hipoxia Silenciona en COVID-19

En el caso concreto de los pacientes contagiados de COVID-19 se ha informado de la presencia de hipoxia pero con una característica especial, y es que no genera sensaciónde ahogo o de falta de aire en los pacientes tal y como sucede normalmente, sino que se va produciendo un empobrecimiento del oxígeno en sangre pero sin provocar quejas al respecto hasta que la situación es muy grave, lo que se ha llegado a denomrinar hipoxia silenciosa (@osinsaargentina, 2020) (ver Ilustración 14), estando todavía en discusión sobre los mecanismos que subyacen a que el paciente no llegue a ser consciente de esta falta de oxigeno.

Hipoxia que va a agravar la sintomatología propia del COVID-19, la cual se puede graduar en tres estadíos, el inicial o estadío 1 caracterízado por malestar general, con pérdida del sentido del gusto y del olfato, fiebre y dolor muscular en donde no hay presencia de hipoxia; el estadío 2 caracterizado por problemas respiratorios incluido hipoxia, además de estados mentales alterados; produciéndose al final de dicha fase hipoxia considerable; en la tercera y última fase es cuando se producen los problemas respitatorios agudos junto al síndrome de hiperinflamación sistémica (Feldman, Camal Ruggieri, Cícero, Ceccarelli, & Lombardia, 2020).

A pesar de lo anterior y en relación con la muerte súbita desde la Sociedad Española de Cardiología se informa de que desde el inicio de la pandemia se ha producido una reducción de las consultas hospitalarias asociadas a problemas coronarios con reducciones en la atención de hasta en un 20% comparado con los períodos previos a la aparición del COVID-19 (Rodríguez-Leor et al., 2020), esto no implica, según señalan que se hayan reducido el número de problemas cardiovasculares, sino que las personas tienden a no ir al centro hospitalario por ello, por lo que el porcentaje de casos de muerte súbita asociado a problemas coronarios se mantiene en igual proporción que antes del COVID-19.

A pesar de las teorías presentadas anteriormente este aspecto todavía no está cerrado y sigue siendo objeto de investigación para descubrir los motivos de la muerte súbita, no descartándose la propuesta inicial de que pueda ser una de las muchas consecuencias de contagiarse de COVID-19 (@DrCrissh, 2020) (ver Ilustración 15).

En un artículo publicado en Nature (Willyard, 2020) se exploran las diferentes opciones explicativas asociadas a la infección de la sangre por el COVID-19 que incluye erupciones en la piel, catéteres obstruídos, además de la muerte súbita, aunque el mecanismo que subyace está todavía por determinarse, entendiéndose que la coagulación puede estar implicada junto con la inflamación, a lo que se puede añadir las complicaciones previas o predisposiciones genéticas.

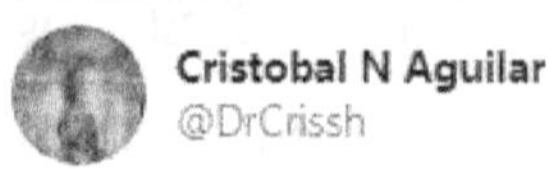

Cristobal N Aguilar
@DrCrissh

Se inicia la descripción de los mecanismos detrás del "misterio del coágulo sanguíneo del coronavirus - la complicación mortal del COVID-19". Las erupciones púrpuras, las piernas hinchadas, los catéteres obstruidos y la muerte súbita.

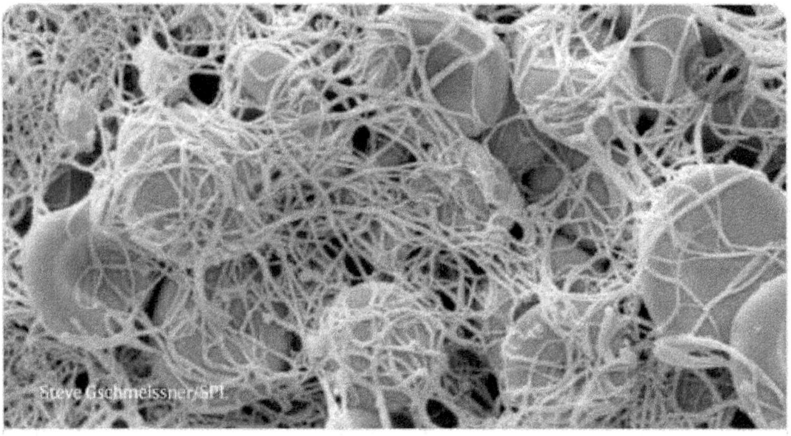

Coronavirus blood-clot mystery intensifies
Research begins to pick apart the mechanisms behind a deadly COVID-19 complication.
nature.com

12:38 a. m. · 13 may. 2020 · Twitter Web App

Ilustración 15 Tweet Muerte Súbita y COVID-19

Infección del SNC y COVID-19

El sistema nervioso central (SNC) es vulnerable a los virus, y muchos de ellos terminan llegando al cerebro, como el virus del herpes, los arbovirus, el sarampión, la influenza (gripe común) y el VIH, entre otros. Los coronavirus también pueden actuar en el SNC y es por eso que ante esta pandemia con un número tan elevado de afectados se podría esperar la aparición de afecciones neurológicas, como así ha sido. De hecho, el 36% de los afectados por COVID-19 presentan manifestaciones neurológicas (Ezpeleta & Garcia, 2020).

Los coronavirus pueden penetrar en el SNC, afectar tanto a las neuronas como a las células gliales que las rodean y protegen (una propiedad conocida como neurotropismo) e inducir diversas patologías neurológicas (neurovirulencia). Con respecto a la similitud de COVID-19 con SARS-CoV-1 (causante de la epidemia de 2006-2007), se postula que COVID-19 se acumula principalmente en el epitelio nasal (neurotropismo que conduciría a la anosmia o pérdida de olfato) y en el tracto respiratorio inferior.

La aparición de síntomas tempranos en forma de pérdida de olfato (anosmia), desequilibrio o marcha alterada (ataxia) y convulsiones, deben considerarse como manifestaciones neurológicas de la infección por COVID-19 (@MoniVelasquezV, 2020) (ver *Ilustración 16*).

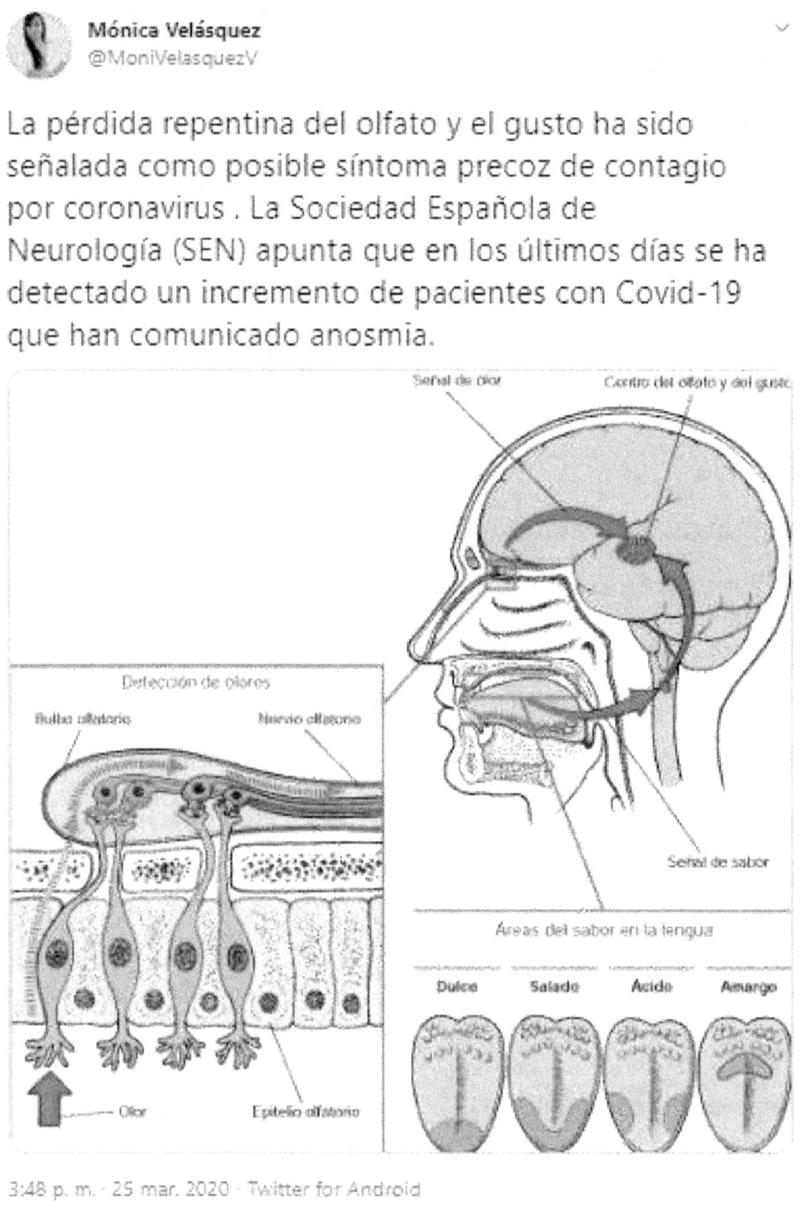

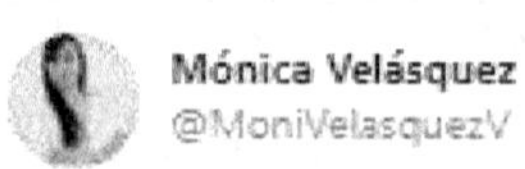

Mónica Velásquez
@MoniVelasquezV

La pérdida repentina del olfato y el gusto ha sido señalada como posible síntoma precoz de contagio por coronavirus . La Sociedad Española de Neurología (SEN) apunta que en los últimos días se ha detectado un incremento de pacientes con Covid-19 que han comunicado anosmia.

3:48 p. m. · 25 mar. 2020 · Twitter for Android

Ilustración 16 Tweet Anosmia por COVID-19

Específicamente, los coronavirus cruzan la barrera que protege al cerebro, llamada barrera hematoencefálica, y a partir de aquí existen tres vías de infección de las neuronas: la infección directa de las células que recubren los vasos sanguíneos (células endoteliales) que forman parte de la barrera hematoencefálica; cruzar a través de regiones permeables de la barrera y llegar a la neurona; e infección de células que tienen licencia para cruzar esa barrera, a menudo denominado mecanismo de caballo de Troya. Sin embargo, es poco probable que COVID-19 pueda atravesar la barrera hematoencefálica, debido a su gran tamaño, lo que hace más probable el acceso a través de los nervios olfatorios o de los nervios trigéminos, lo que explicaría la prevalencia de anosmia en esta pandemia.

El mecanismo inicial de infección parece ser el reconocimiento por parte de la espiga de la superficie del COVID-19 del receptor para la enzima convertidora de angiotensina 2 (ACE2) en humanos, expresada en el endotelio capilar del cerebro y otros órganos. En relación con esta información, la presencia de COVID-19 se ha informado recientemente en muestras de autopsias a nivel del SNC en los revestimientos endoteliales, en las áreas adyacentes a las áreas necróticas, en pacientes infectados con COVID-19. Además, se ha aislado SARS-CoV-1 de tejido cerebral con edema neuronal y degeneración a partir de autopsias, con métodos de inmunohistoquímica, hibridación in situ y confirmación microscópica electrónica de la infección viral de neuronas.

La hipótesis sobre las propiedades de neuroinvasión y neurovirulencia del SARS-CoV-2 se basa en la siguiente evidencia:

• Plausibilidad biológica extrapolada de la participación del SNC por otros virus respiratorios.

• Evidencia de daño neurológico por coronavirus en otras especies.

• Modelos animales de infección del SNC por coronavirus humanos.

• Existencia de complicaciones neurológicas por otros coronavirus.

• Pacientes con COVID-19 que han presentado manifestaciones neurológicas.

Los pacientes con COVID-19 tienen dificultad respiratoria y algunas veces no pueden respirar espontáneamente, además, pueden mostrar signos neurológicos, como dolor de cabeza, náuseas y vómitos. La evidencia creciente muestra que los coronavirus no siempre se limitan al tracto respiratorio, sino que también pueden invadir el SNC y causar enfermedades neurológicas.

En este sentido, el SARS-CoV-1, el coronavirus humano más estrechamente relacionado, se ha visto en cerebros de pacientes y animales experimentales, donde el tronco encefálico estaba gravemente infectado, y COVID-19 se ha llegado a identificar actualmente en el líquido cefalorraquídeo, que envuelve todo el sistema nervioso central, en pacientes enfermos por dicho virus.

Estudios anteriores han demostrado la capacidad de este virus para causar la muerte neuronal en ratones a través de la invasión del SNC por la placa cribiforme del etmoides (hueso que separa el cerebro de las fosas nasales) y la posterior invasión de las neuronas.

Los coronavirus pueden propagarse a través de las sinapsis (conexiones entre las neuronas) desde las neuronas del nervio olfativo hasta el centro cardiorrespiratorio que regula la función respiratoria y cardiaca, y desde allí llegar a los pulmones a través de la médula, terminando en las neuronas ubicadas en el pulmón para su control respiratorio (teoría de la propagación sináptica).

Esto también sugiere que el neurotropismo Covid-19 puede contribuir a la insuficiencia respiratoria, es decir, que ésta sea consecuencia de la previa infección nerviosa y/o contribuya a su gravedad.

Según el virus ingrese en el cuerpo a través de los nervios o el pulmón, producirá diferentes características clínicas con diferentes resultados en el paciente infectado.

Este camino ha sido descrito en muchos virus, e incluso priones, penetrando en el sistema nervioso central a través del sistema nervioso periférico. Aquí vale la pena señalar el papel del nervio trigémino (el encargado de la sensibilidad de la cara principalmente) en la entrada al SNC, ya que se han reportado casos de conjuntivitis con COVID-19, y la presencia sin síntomas de COVID-19 en la superficie ocular, aunque esto sólo se ha especulado como ruta de salida del virus.

Una segunda línea de argumento que subraya la hipótesis de la neuroinvasión proviene de un estudio de (Baig, Khaleeq, Ali, & Syeda, 2020), así en el corto tiempo después del brote, se ha demostrado que al igual que SARS-CoV-1, COVID-19 aprovecha el receptor ACE2 para penetrar en las células.

En el cerebro, este receptor se expresa en neuronas, células gliales y células endoteliales, y está particularmente presente en el tronco encefálico y en las regiones responsables de la regulación de las funciones cardiorrespiratorias.

Una vez dentro del tejido neuronal, la interacción COVID-19 con los receptores ACE2 expresados en las neuronas puede iniciar un ciclo de gemación o división viral acompañado de daño neuronal sin una inflamación sustancial, como se vio con el SARS CoV-1 en el pasado, lo que explicaría la ligereza de los síntomas en una gran cantidad de casos de COVID-19.

Con respecto a la participación de las células endoteliales, recientemente se ha puesto énfasis en la denominada tormenta de citoquinas (proteínas que median la inflamación y respuesta inmune) y la neuroinflamación (@ListinDiario, 2020) (ver *Ilustración 17*).

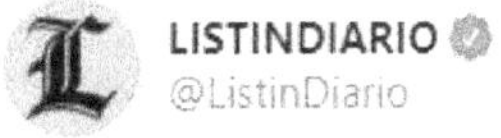

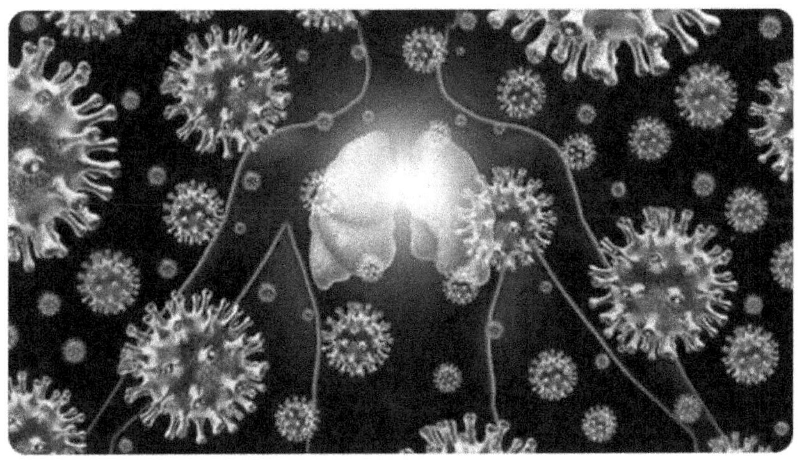

Ilustración 17 Tweet Tormenta de Citoquinas

Desde otro punto de vista, se han identificado varios coronavirus mediante técnicas serológicas en una amplia variedad de patologías neurológicas, como la enfermedad de Parkinson, la esclerosis lateral amiotrófica, la esclerosis múltiple y la neuritis óptica. Se ha observado la persistencia viral del Nidovirus (un coronavirus) en el SNC incluso años después de su infección. También los coronavirus 229E, 293 y OC43 se han aislado del líquido cefalorraquídeo y el cerebro de pacientes con esclerosis múltiple, de ahí que se estudie si la respuesta inmune después de la infección podría participar en la inducción o exacerbación de brotes de esclerosis múltiple en individuos susceptibles.

Estos hallazgos respaldan la idea de las reinfecciones aparentes de pacientes con COVID-19 que pasaron la enfermedad llegando a tener tests negativos y vuelven a sufrirla con o sin síntomas neurológicos, debido a la persistencia del virus en el tejido neural, donde permanecen indetectables para las pruebas habituales como ocurre en la infección por el virus de herpes varicela zóster y otros virus.

ACV y COVID-19

Se está observando la presencia de ictus o accidentes cerebrovasculares (ACV) en adultos jóvenes (menores de 50 años) sin factores de riesgo cardiovascular que sufren COVID-19, es decir, personas sin la edad ni los factores de riesgo suficientes como para esperar un ictus, basado en ello se especula si realmente hay un aumento significativo, pues aún se han descrito pocos casos, o si realmente la infección favorece el desarrollo de los mismos (Oxley et al., 2020).

En un artículo publicado en The Lancet del pasado mes de abril (Varga et al., 2020), se trata el tema de por qué los accidentes cerebrovasculares están ocurriendo en jóvenes aparentemente sanos.

En dicho artículo, investigadores del Hospital Universitario de Zúrich notaron que el virus SARS-CoV-2 (COVID-19) infecta a los huéspedes a través de la enzima convertidora de angiotensina (ACE2), expresado no sólo en los pulmones sino también en el corazón, riñón, intestino y células endoteliales, y describieron tres casos en los que observaron infección viral directa de las células e inflamación endotelial difusa (endotelitis).

La endotelitis por COVID-19 podría explicar la función microcirculatoria deteriorada en diferentes lechos vasculares y sus secuelas clínicas en pacientes con COVID-19 (@Cardiocritico, 2020) (ver *Ilustración 18*).

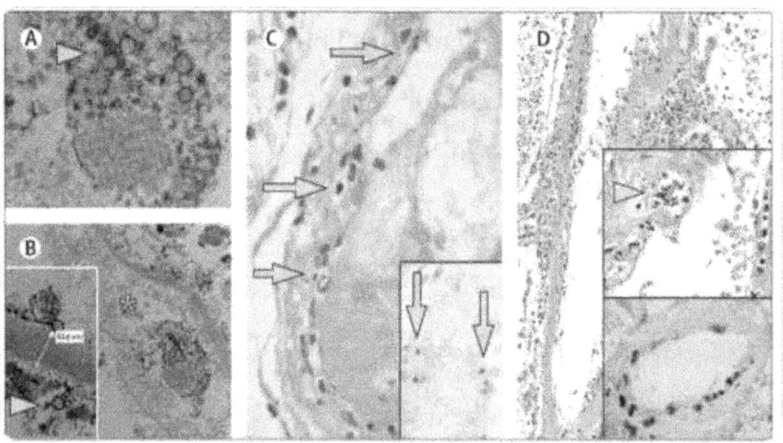

Ilustración 18 Tweet Endotelitis por COVID-19

Investigadores holandeses describieron otro posible mecanismo detrás del aparente aumento del riesgo de accidente cerebrovascular en un artículo publicado en línea en abril del 2020 en la revista Thrombosis Research (Klok et al., 2020). En 184 pacientes de la UCI con neumonía comprobada por COVID-19, se observó un resultado de embolia pulmonar aguda sintomática, trombosis venosa profunda, accidente cerebrovascular isquémico, infarto de miocardio o embolia arterial sistémica en un 31%, una cifra que llamaron "notablemente" alto, especulándose que puede deberse a un problema con el sistema de coagulación o el revestimiento endotelial de los vasos sanguíneos.

Cualquiera que sea la causa del mayor riesgo de accidente cerebrovascular asociado con COVID-19, se ha visto que tanto la presentación como el resultado son a menudo peores que en otros accidentes cerebrovasculares.

Además de los mecanismos directamente mediados por el COVID-19, otro factor en juego es el retraso en la presentación en los servicios de urgencias de los ictus, ya que la gente tiene miedo de interactuar con el sistema de salud por el riesgo de ser contagiados.

El doctor Babak Navi, jefe de la división de ictus y neurología del hospital en Weill Cornell Medicine y director médico del Centro de Ictus Weill Cornell (Hurley, 2020), dijo que él también ha visto muchos accidentes cerebrovasculares en personas con COVID-19, pero que la mayoría son mayores y ya están gravemente enfermos por la infección viral.

Vieron también a personas más jóvenes con COVID-19 desarrollar eventos cerebrovasculares, pero señaló que eso es bastante raro a pesar del interés reciente en esta área. El campus de Cornell, han tratado alrededor de 2.000 pacientes con COVID-19, y todavía están recopilando y analizando sus datos, pero en un aspecto preliminar, parece que aproximadamente el 2% de los pacientes fueron diagnosticados de ictus (Hurley, 2020).

Considerando la gravedad de estos enfermos con ventilación mecánica, bloqueo neuromuscular farmacológico, desarrollo de fallo multiorgánico, etc., eso en realidad no es muy alto, sin embargo, estuvo de acuerdo en que los pacientes con COVID-19 que tienen un ictus tienden a tener un mal pronóstico.

Mucho de esto tiene que ver con la insuficiencia respiratoria y otros problemas de órganos principales, así en algunos casos, los accidentes cerebrovasculares son un evento fatal, pero se trata de personas muy enfermas.

El Dr. Navi pidió estudios mejor diseñados para determinar el verdadero riesgo y las mejores estrategias para prevenir y tratar los accidentes cerebrovasculares en COVID-19 (@interneurona, 2020) (ver *Ilustración 19*).

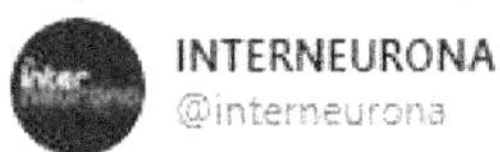

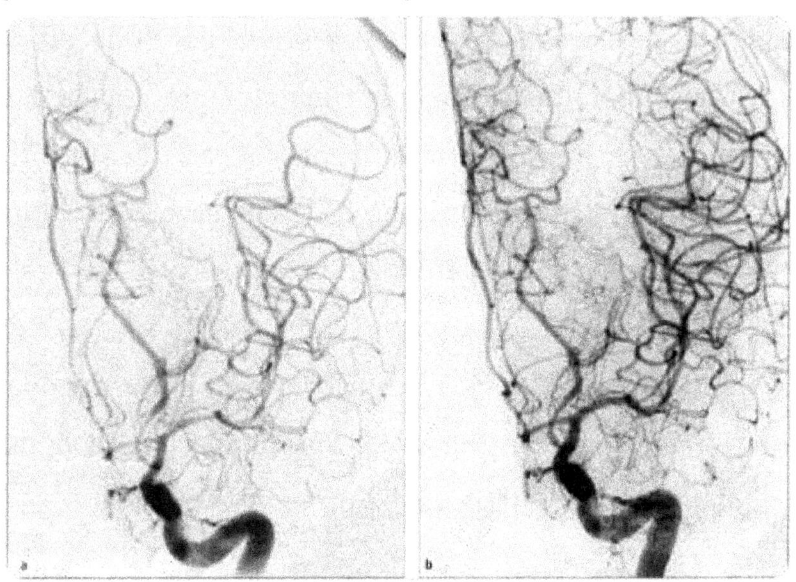

Ilustración 19 Tweet ACV y COVID-19

Se necesitan estudios rigurosos y de alta calidad que estén bien controlados. Hacer declaraciones contundentes basadas en pequeñas series de casos de unos pocos centros sin grupos de comparación es controvertido. Las series de casos son útiles para levantar la sospecha de una asociación o factor de riesgo novedoso o único, pero deben validarse en estudios metodológicamente sólidos.

Por ejemplo, el doctor A.P. Jadhav, profesor asociado de neurología y cirugía neurológica en el Centro Médico de la Universidad de Pittsburgh (Hurley, 2020), dijo que su centro no estaba viendo un aumento de pacientes con ictus y COVID-19, informando que el número de ingresos por accidentes cerebrovasculares en una red de 45 hospitales en el área disminuyó en aproximadamente un 40% en marzo de este año en comparación con años anteriores, mientras que el número de accidentes cerebrovasculares importantes con oclusiones de grandes vasos ha sido constante.

A nivel de la población, los retrasos en la búsqueda de atención médica por accidente cerebrovascular son más perjudiciales que el impacto del propio COVID-19.

Capítulo 4. Neuropsicología del COVID-19

Los procesos cognitivos son aquellos que permiten tratar la información sensorial, tanto externa, como interna, percibirla y analizarla, para dar una respuesta adecuada, proceso que se complica, cuando se incorporan otros como la memoria, la atención, la emoción o el aprendizaje. Cada uno de estos procesos va a ser objeto de estudio por parte de la neuropsicología, dependiendo del trauma o enfermedad que se esté analizando, así hay trastornos que van a tener una mayor incidencia sobre la atención como el Trastorno por Déficit de Atención con o sin Hiperactividad u otros que su afectación principal va a ser en la memoria (Enfermedad de Alzheimer), de ahí la importancia de explorarlos para llevar un seguimiento sobre la evolución del proceso o procesos afectados, lo que informará de la evolución de la enfermedad o traumatismo.

Los procesos cognitivos son los que "dan sentido" al cerebro, y le permite desarrollarse, especializándose en distintas áreas de procesamiento, en función de la tarea que realizan, todo ello sustentado en un cerebro único e irrepetible, moldeado por la relación entre la genética y el ambiente. Las bases de estos son conocidos, tanto de los sentidos, como de las vías que estas siguen al transmitir la información hasta el cerebro, y dentro del mismo las estructuras que intervienen en su análisis en función del sentido del que provenga. Información que es procesada y elaborada si supera el filtro atencional y pasa a ser consciente, pudiendo ser reelaborado en la memoria de trabajo, aunando información ya registrada en las huellas de memoria existente, todo ello para completar el proceso de aprendizaje.

Si bien este mecanismo es común para todos, este puede variar en función del nivel de desarrollo intelectual así, desde la infancia, cuando se están desarrollando estas habilidades, se pueden empezar a observar diferencias especialmente entre los pequeños con superdotación los cuales pueden incluso llegar a presentar peores ejecuciones a nivel académico, ya que se abstraen "demasiado" o le dan "demasiadas vueltas" a los problemas planteados, intentando ofrecer soluciones para las que no está todavía capacitado y con ello pudiendo tener unas peores calificaciones que el resto de sus compañeros, que emplean las reglas aprendidas en clase, para la resolución de problemas simples sin "complicarse" más. El exponer el caso de un alumno "sobresaliente" sirve para conocer cómo son las condiciones del resto, y cómo podría mejorar su rendimiento si estos tuviesen también desarrolladas ciertas habilidades e incluso potencialidades a nivel neuronal.

Hay que tener en cuenta que las vivencias que tenemos durante la infancia van a marcar en buena medida cómo nos relacionamos con los demás y con nosotros mismos el resto de la vida, por lo que a estos pequeños con superdotación habría que prestarle especial atención para que tuviesen un contexto enriquecedor, donde desarrollar su potencialidad de forma segura, pero sobre todo donde dar la posibilidad de ser persona en función de su edad, sin someterle a presiones que no le corresponden.

Algunas teorías contemplan que se trata del mismo proceso cognitivo que tendría cualquier persona, pero está sobre-optimizado, es decir, el funcionamiento a nivel neuronal y cognitivo, desde que se le asigna la tarea, hasta que se resuelve, va precisar de focalizar la atención, asignación de recursos, búsqueda de solución, descartando las alternativas, corrigiendo y redefiniendo posibles soluciones, hasta la resolución final, pero en el caso de la superdotación, cada uno de estos pasos de forma individual y en conjunto, está optimizado tanto en velocidad de procesamiento, como en eficacia, siendo para ello destacados tres procesos, la inhibición, la memoria de trabajo y la flexibilidad.

- Con respecto a la inhibición, esta tiene que ver con la capacidad de postergar procesos ajenos a la resolución de la tarea actual, de forma que se dispongan de cuantos más recursos atencionales posibles para la consecución del objeto marcado, lo cual se expresa en altos niveles de concentración que llevan a la persona a "aislarse" del medio ambiente, mientras está tratando de resolver un problema. La falta de optimización de este recurso conlleva que la persona se distraiga, esté pensando en "otras cosas", o que no preste toda la atención a la tarea encomendada. Esta inhibición puede expresarse en tres niveles, a nivel motor, atencional o conductual, cuantos más niveles estén implicados en la tarea cognitiva mayor va a ser la disponibilidad de recursos. Una alteración del sistema inhibitorio atencional se puede observar en el trastorno de la esquizofrenia, donde la persona es incapaz de distinguir, entre estímulos relevantes e irrelevantes, relacionado con un déficit en las áreas cerebrales medias y anteriores.

- Con respecto a la memoria de trabajo, se denomina a esta, el empleo actual de la información disponible, proveniente tanto de las sensaciones y percepciones que se captan y que constituyen la memoria a corto plazo, como de la información almacenada a largo plazo. Todo lo cual permite la manipulación de dicha información para la realización de tareas óptimas, siendo indispensable para la planeación, el razonamiento y la toma de decisiones. La falta de optimización de la memoria de trabajo impide que se tenga acceso a toda la información relevante para el caso, o que la manipulación que se haga de ella sea incompleta, evitando así poder ofrecer una solución óptima, ante la demanda externa o interna. La memoria de trabajo está sustentada en la corteza frontal, además de con la memoria episódica, la ordenación temporal del recuerdo y la metamemoria; y en el córtex prefrontal, a través de la cual se integra información proveniente de otras áreas.

- Con respecto a la flexibilidad cognitiva o shif-ting, es la capacidad para afrontar dos o más puntos de vista a la vez, pudiendo evaluarlos, compararlos y determinar cuál es óptimo para la resolución de tareas. La falta de flexibilidad cognitiva impide a la persona tener una visión amplia y enriquecida de la información, conllevando un pensamiento "pobre" en posibilidades, lo que impide alcanzar una solución óptima. Siendo incapaz de cambiar de pensamiento o conducta, a pesar de que esté resultando ineficaz y a pesar de ello persevera.

Algo que se ha observado en casi un tercio de los pequeños, con trastorno por déficit de atención, cuyos estudios con magnetoencefalografía de sujetos mientras se enfrentaban a la resolución de la prueba de Clasificación de Tarjetas de Wisconsin (Mark, Poltavski, Petros, & King, 2019) han indicado que las áreas implicadas en esta falta de flexibilidad cognitiva se encuentran en el cíngulo anterior y en la corteza prefrontal dorso lateral ambos del hemisferio izquierdo.

Todo ello permite acceder a un mayor nivel de creatividad en la resolución de tareas, empleando para ello dos tipos de modelos de pensamiento, el convergente y el divergente, el primero más relacionado con la memoria de trabajo, mientras que el segundo requiere en mayor medida de la inhibición y la flexibilidad de pensamiento.

Las ventajas entre los más dotados no son evidentes en todas las tareas, pues en aquellas que requieran de pocos recursos atencionales, mnémicos y de una escasa flexibilidad mental, no tienen por qué existir diferencias en cuanto a la ejecución con respecto al resto de las personas.

Quizás la única diferencia pueda venir en cuanto a la rapidez de la respuesta ofrecida, pero será igualmente válida a la que puede dar cualquiera. En cambio, cuando la complejidad de la tarea aumenta, donde se requiere de una mayor concentración, mayores recursos mnémicos y flexibilidad mental, es cuando las ventajas neuronales y de aprendizaje que tienen las personas especialmente dotadas, van dejando en evidencia notables diferencias, pudiendo llegar a soluciones que no se le ocurriría a otro, en un menor tiempo y con una mayor precisión, después de haber descartado alternativas no viables, y optimizado la resolución final.

MEMORIA Y COVID-19

La memoria es uno de los procesos cognitivos más estudiados, debido a sus implicaciones en otros como la percepción, el lenguaje o el aprendizaje, ya que sin memoria no se podría conocer qué es lo que se siente, más allá de recibir la información visual o auditiva, por ejemplo; igualmente no se sabría articular palabra, no porque existiese ningún problema en las vías motoras, sino porque no se sabría qué decir, más allá de emitir sonidos sin sentido; y por último, no se puede aprender sin memoria, ya que sin ella, cada día sería como el primero de clase, a la expectativa de un conocimiento del que mañana no se acordará.

La memoria pues es un proceso fundamental a la vez que complejo, ya que va a cumplir funciones de registro, codificación, consolidación, relacional, de acceso y recuperación de la información. A pesar de hablar de "la memoria", esta no es unitaria existiendo diferencias en cuanto a la función y el sustrato en el que se sustenta dependiendo del tipo de estimulación percibida o recordada.

Un proceso que no es independiente de otros como la atención o la emoción; donde la primera influye a la hora de seleccionar la información, registrar o recuperarla, siendo imprescindible que se atienda a la estimulación para poder dar paso a la memoria, siendo muy difícil recuperar algo que no se ha atendido, por lo que la información ha sido procesada como irrelevante, y no se ha formado huella de memoria permaneciendo la información en el corto plazo, para ser sustituida por nueva información en cuestión de segundos o minutos.

Con respecto a la emoción, esta va a incidir en la emotividad que va a ir asociada con dicho recuerdo, así como en la "durabilidad" del recuerdo, siendo aquellos recuerdos con una mayor carga emotiva los que más durarán en la memoria

Sobre la clasificación de la memoria esta se puede separar en memoria sensorial, memoria a corto plazo y memoria a largo plazo (Atkinson & Shiffrin, 1968), distinción que se corresponde con el tiempo que permanece la información en el cerebro antes de "perderse", durando segundos la memoria sensorial; minutos la memoria a corto plazo; y horas e incluso toda la vida la memoria a largo plazo.

La memoria sensorial queda evidenciada gracias a los procesos de habituación y sensibilización, en el primer caso se pierde "sensibilidad" ante una estimulación repetida y "sin sentido"; en el segundo, se aumenta la "sensibilidad" ante un estímulo presentado con anterioridad y con un alto valor significativo, por ejemplo, ante una señal de dolor; en ambos casos, si se pasan unos segundos sin recibir ningún tipo de estimulación nueva, se recupera el nivel anterior (@gacetamercantil, 2020) (ver Ilustración 20).

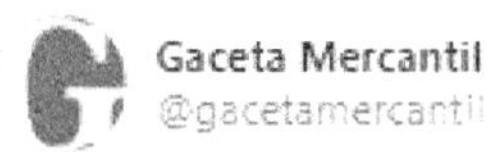
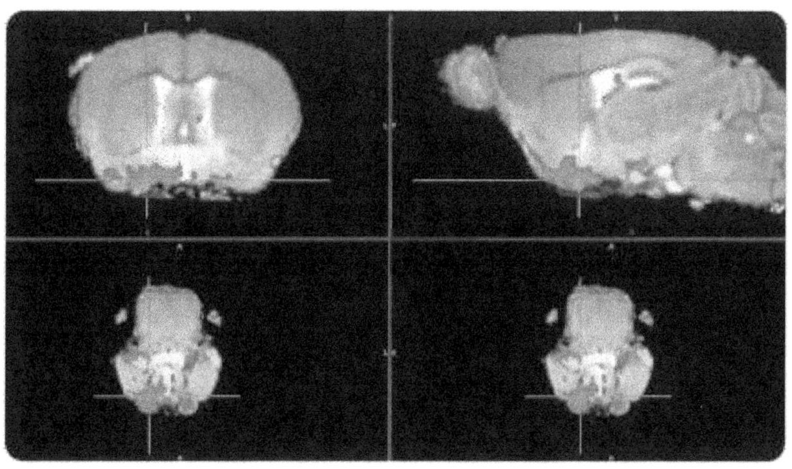

Ilustración 20 Tweet Dolor

La diferencia entre la memoria a corto y a largo plazo se ha evidenciado gracias a los casos de amnesia, donde se ha observado cómo personas que tenían dañadas las estructuras que participan en la consolidación de las huellas de memoria eran incapaces de aprender nada, más allá de retener la información durante unos cuantos minutos.

Igualmente, y dependiendo del tipo de amnesia, estas personas son capaces de recordar cualquier hecho aprendido anterior al accidente o traumatismo que originó la amnesia, a pesar de que no puede realizar nuevos aprendizajes.

Estos casos de amnesia además han permitido comprender mejor el funcionamiento cerebral de la memoria, destacando el papel fundamental del hipocampo.

El modelo anterior que defendía el proceso secuencial entre la memoria corto plazo y la memoria a largo plazo ha sido superado gracias a las evidencias encontradas en pacientes amnésicos de que dicho proceso se produce en paralelo (Shallice & Warrington, 1970).

Además de la clasificación anterior, también se puede dividir la memoria en explícita e implícita, la primera da cuenta de aquel conocimiento accesible conscientemente y que puede ser descrito con palabras; la segunda informa de aprendizajes de los que no tiene por qué haberse dado cuenta y es "difícil de explicar", tal y como el aprendizaje de habilidades, los fenómenos de facilitación (priming) o las debidas al condicionamiento clásico.

Distinción que se observa con frecuencia, con los pacientes con amnesia, que son capaces de aprender nuevas habilidades mediante la memoria implícita, pero no así nuevos datos, fechas u otra información explícita.

La memoria declarativa por su parte se puede subdividir en memoria episódica vs. memoria semántica, la primera hace referencia a eventos ocurridos en un momento y lugar determinado; mientras que la segunda abarca el conocimiento general.

La memoria está estrechamente relacionada con el aprendizaje, de hecho, no existiría el uno sin el otro; así al memorizar "algo" se aprende ese "algo", que con posterioridad se podrá recuperar, igualmente cuando se "desaprende" algo, se olvida y con ello se pierde la huella de memoria; pero el aprendizaje no es simplemente una acumulación de huellas de memoria sin ninguna conexión entre sí, a modo de libro en una biblioteca, al contrario, cada vez que se forma una huella de memoria a corto plazo, esta se compara con huellas similares para comprobar si se trata de una "novedad" o no con respecto a dichas huellas.

De no proporcionar ninguna información nueva, de forma automática se considera información irrelevante y suele "perderse" cuando llega nueva información sensorial. por lo que resulta saber con certeza lo que se hizo hace un mes si se lleva siempre la misma rutina.

Podremos deducir sin miedo a equivocarnos que estábamos en el sitio "de siempre", haciendo lo "de siempre", pero no seremos capaces de recordarlo porque no se llegó a formar una huella de memoria a largo plazo.

En cambio, si la información de la huella de memoria a corto plazo comparada con la información registrada previamente supone algún tipo de aportación nueva, o cambio sobre la que ya había, se realizará un aprendizaje, modificando las huellas de memoria a largo plazo con la nueva información relevante, y en caso de ser un tema "nuevo", se consolidará en una huella de memoria a largo plazo nueva; pero estas modificaciones y nuevos aprendizajes no sólo van a provenir por nueva información del exterior, si no que puede ser fruto de un procesamiento cognitivo superior, por ejemplo, gracias al pensamiento, mediante la reflexión o la deducción, con lo que generar nuevos aprendizajes.

Aunque es posible equiparar el aprendizaje a las huellas de memoria a corto plazo e incluso sensoriales, estimando que mientras está esa información activa, existe la posibilidad de consolidarse, de no ser así, se trataría de aprendizajes "fugaces", que en unos minutos se olvidarán.

Uno de los factores fundamentales en la educación es el aprendizaje, y por lo tanto memorizar, aunque esto no se circunscribe a cifras, hechas y datos, si no que incluye también el aprendizaje de las habilidades motoras, por ejemplo. Todo ello va a ir siendo poco a poco valorado y evaluado para conocer si el nivel de desempeño se corresponde con el del resto de sus compañeros o existe algún retraso al respecto.

Por su parte la memoria de trabajo es la responsable de la gestión de la información y de los mecanismos de control cognitivo precisos para la resolución de problemas.

La memoria declarativa es aquella que permite enunciar y explicar verbalmente su contenido, al contrario de la memoria procedimental o no declarativa, que permite "hacer" sin que pueda ser en ocasiones explicado.

Un ejemplo de memoria procedimental o no declarativa es el montar a la bicicleta, por el cual una persona llega a "dominar la bici" sin necesidad de que nadie le explique cómo funciona el equilibrio, la velocidad o la inercia, ya que con la práctica y algunas instrucciones básicas la persona es capaz de aprender.

Si se le pregunta a esa persona cómo hace para montar en bicicleta, podrá decir con más o menos "tino" los procesos implicados, pero por sí no explicará dicho procedimiento.

Las investigaciones al respecto muestran que aquellos pequeños que tienen dificultades en el aprendizaje de las matemáticas que afecta entre un 3 a 8% de la población, que puede llevar además dificultades en el lenguaje o en la atención, se muestran menos eficaces en los procesos cognitivos como la memoria de trabajo, la atención, la organización visoespacial o el lenguaje a la hora de la búsqueda de soluciones de problemas, y en la realización de operaciones y cálculos numéricos.

Tal y como se ha comentado, la memoria está basada en pequeñas unidades de información denominadas huellas de memoria, las cuales se forman por la combinación de la información proveniente del exterior, la percepción de esta y la comparación con otras huellas de memoria previas.

La memoria se puede clasificar en función del tiempo en que la información permanece en el cerebro, la sensorial que dura unos segundos, la de corto plazo que permanece algunos minutos, mientras que la memoria a largo plazo es capaz de hacerlo durante años. Así pues, se genera una memoria sensorial, que pasa a memoria a corto plazo, y si se trata de información relevante y novedosa se convierte en memoria a largo plazo; si es redundante e "inútil" simplemente se olvida y "destruye" dicha huella de memoria; si se trata de una "modificación" o mejora de una huella previa, se realizan los cambios oportunos en dicha huella. Por tanto, para llegar a formarse una nueva memoria debe de pasar una serie de filtros, como el sensitivo, requiriendo que la sensación supere un determinado umbral; atencional, ya que sin atención no se aprende; y de toma de conciencia, en el que se convierte la sensación en percepción y se "toma en cuenta".

Con respecto a los procesos neuronales de la memoria, en el siglo XX se descubrió cómo la estimulación moderada en la misma vía, fortalecía las conexiones interneuronales, mediante lo que se denominó Potenciación Sináptica a Largo Plazo (@drtorresprado, 2016) (ver

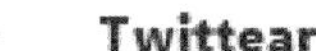

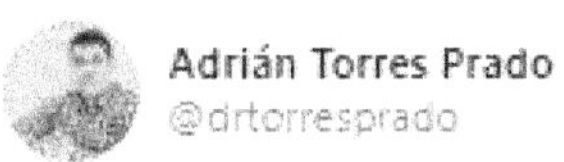

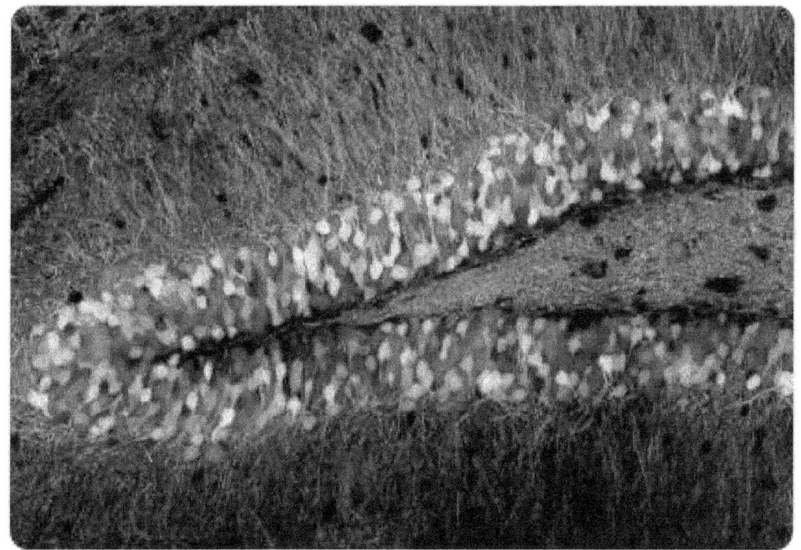

Ilustración 21).

Ilustración 21Tweet Hipocampo

Este proceso está en la base de la formación de las huellas de memoria, al conectar diferente información recogida por las neuronas, y junto con la plasticidad neuronal permiten modificaciones puntuales, e incluso estructurales en función del aprendizaje, que no es más que información más o menos "rica" memorizada.

El proceso pues, consiste en una estimulación externa o interna, que llega al cerebro formando una huella de memoria sensorial, la cual pasa por el filtro atencional y es percibida formando la huella de memoria a corto plazo, donde permanecerá brevemente hasta que otra nueva huella ocupe "su lugar", perdiéndose la información no consolidada. En cambio, si esa huella se consolida, pasa a la memoria a largo plazo, donde permanecerá durante años. Tal es así que se han llegado a realizar experimentos para saber hasta qué punto se es capaz de recordar, lo que ha llevado a comprobar cómo las huellas de memoria a largo plazo no sólo pueden recordarse durante años sino incluso décadas, estando en muchos casos el "límite" no tanto en la huella en sí mismo como en la capacidad de acceder y recordar dichas huellas.

Huellas que van a contener gran cantidad de información sensorial del momento en donde se registró, no sólo referida a lo aprendido entonces, sino al contexto donde se produjo, qué personas había allá o cómo se sentía en ese momento entre otros. De hecho, cuantos más datos se puedan recordar mucha más "efectiva" es la huella de memoria y durante un mayor tiempo permanecerá accesible a su recuperación, ya que las vías para hacerlo serán diversas.

En cambio, sí se ha registrado dicha huella de memoria empleando uno o dos estímulos, y el acceso a alguno de ello se "pierde" es más probable que se considere "perdida" la huella de memoria, cuando en realidad está inaccesible. Con respecto a las áreas implicadas en la memoria, destaca el hipocampo y el núcleo dorso-medial del tálamo, en la memoria explícita; y los ganglios basales y el cerebelo en la memoria implícita. Estudios con pacientes epilépticos que han sufrido una lobectomía temporal bilateral, muestran una pérdida significativa en la formación de nuevas huellas de memoria a largo plazo, conservando intacto sus recuerdos anteriores.

A pesar de lo "sencillo" que parece lo que supone recordar un evento acontecido ayer, hace una semana o quizás unos años, el recuerdo es mucho más complejo, pues requiere de la activación de las áreas implicadas en dicha huella de memoria. Por simplificar, pensemos que recordamos lo que comimos ayer, para lo cual nuestra huella de memoria activará la sensación de la vista; del gusto y del olfato, como componentes de dicha huella. Otros recuerdos implicarán más o menos sentidos, dependiendo de la información relevante para dicha huella de memoria, por tanto, los pasos de las operaciones de la memoria serían: codificación, análisis, combinación, agrupamiento, almacenamiento y recuperación.

Con respecto a las bases neuronales, tres son las principales áreas implicadas en la memoria, los lóbulos temporales, el diencéfalo y el cerebro anterior basal.

a) Dentro del lóbulo temporal la región más importante para la memoria es el sistema límbico, que comprende las circunvoluciones subcallosa, del cuerpo calloso y del hipocampo, la formación del hipocampo, el núcleo amigdalino, los cuerpos mamilares y el núcleo talámico anterior. Las alteraciones provocadas por lesiones en el sistema límbico implican afectación de la memoria declarativa episódica, manteniéndose la memoria implícita y la perceptiva. Los componentes fundamentales de la memoria son el córtex perirhinal, entorhinal y parahipocámpico junto con el hipocampo, estructuras altamente conectadas mediante circuitos recurrentes con la corteza de asociación del lóbulo temporal, recibiendo además información de todas las modalidades sensoriales.

b) El diencéfalo compuesto por el tálamo y el

hipotálamo, con un papel destacado en la memoria los núcleos anteriores y dorsomediales del tálamo, los cuerpos mamilares; el haz mamilotalámico que conecta el complejo hipocámpico medial con los núcleos anteriores del tálamo; y la vía amigdalofugal que conecta la amígdala con los núcleos dorsomediales.

c) El cerebro anterior basal, que se encuentra entre el diencéfalo y los hemisferios cerebrales, cuyos componentes son el área septal, la banda diagonal de Broca, el núcleo acumbens, el bulbo olfativo, la sustancia innominada y el área preóptica; con respecto a la memoria juega un papel de asociación de los distintos componentes modales de las huellas de memoria, por lo que la alteración de esta zona provoca incoherencia en los componentes de los recuerdos.

En la memoria a largo plazo se almacena pues todos los significados en cuanto a las cifras, fórmulas y relaciones matemáticas de la aritmética, las cuales son recuperadas y "utilizadas" en la memoria de trabajo, y sin ellas no es posible resolver una simple cuestión de una suma, pues no se "recordará" ni el significado que tiene adicionar dos números.

La memoria de trabajo está íntimamente relacionado con el desarrollo de las habilidades fonológico, ya que estas median con la aritmética al permitir además la recuperación de los resultados mediante códigos lingüísticos, así las representaciones fonológicas van a permitir una recuperación de hechos más eficientes; por su parte las bases neuronales de las operaciones que se resuelven mediante la recuperación de la memoria a largo plazo basados en códigos verbales se encuentran en el giro angular izquierdo.

Ilustración 22Tweet Efectos del COVID-19

En el caso del COVID-19 ya se ha reportado cómo este va a tener una influencia directa a nivel neuronal

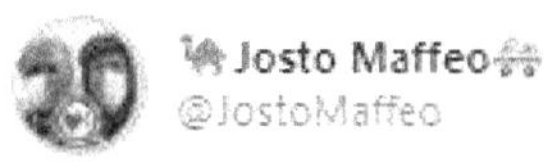

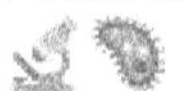

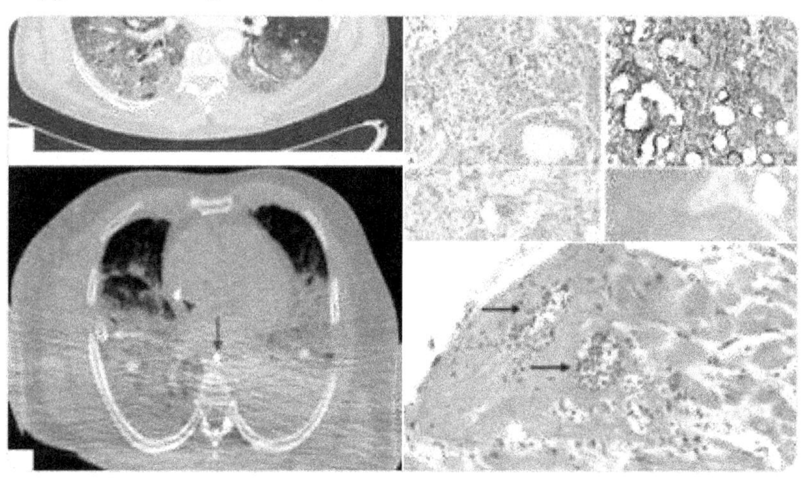

(@JostoMaffeo, 2020) (ver Ilustración 22), pero igualmente y

debido a los mayores niveles de ansiedad generados por la situación se esperaría que en la ciudadanía existiese un incremento de "problemas" asociados a la memoria, en el sentido de que las huellas de memoria no se hayan consolidado y por tanto no pueda ser recuperada dicho recuerdo.

Igualmente en aquellos que han sido contagiados y han tenido que ser hospitalizados, los efectos de la medicación pueden interferir en la formación de memoria, por lo que después de su recuperación puede que tengan "lagunas", al no haberse consolidaddos dichas huellas durante el período de hospitalización.

Aunque en ambos casos se trata de una situación temporal, que no va a tener mayores consecuencias sobre la vida de la persona, es decir, los problemas de memoria no van a ser permanentes, aunque aquello que no se registró no se podrá recuperar.

LENGUAJE Y COVID-19

El humano se define por ser eminentemente un "animal social" para lo cual requiere del instrumento básico de la comunicación, ya que sin comunicación no puede existir sociedad. Cuando uno piensa en comunicación, lo ha de hacer, tanto en cuanto a la palabra, como en las manifestaciones escritas e incluso gestuales. Hoy en día, gracias a las nuevas tecnologías se puede estar comunicando constantemente, recibiendo y emitiendo mensajes, ya sea a través de m.s.m., llamadas o videoconferencias, pero también son comunicación, las entradas que se escriben en el blog o las fotos que se suben a Instagram, compartiendo lo que se ha comido ese día o el lugar que se ha visitado.

Aunque existieron antecedentes, con mayor o menor éxito, sobre la localización de funciones "mentales" en el cerebro, o más específicamente en las protuberancias o hundimientos del cráneo, no fue hasta el siglo XIX, cuando Broca informó sobre la localización de la función del lenguaje, en el giro frontal interior izquierdo, área que acogería su nombre hasta la actualidad, conocido como área de Broca.

En la misma época Wernicke, confirmó los datos relativos al sustrato biológico del lenguaje en los hemisferios cerebrales, añadiendo una nueva localización para la función de la comprensión del lenguaje, en el giro temporal superior izquierdo, región que actualmente se denomina área de Wernicke (@arqueocognitiva, 2016) (ver Ilustración 23).

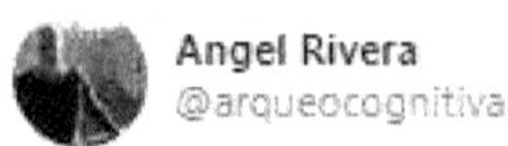

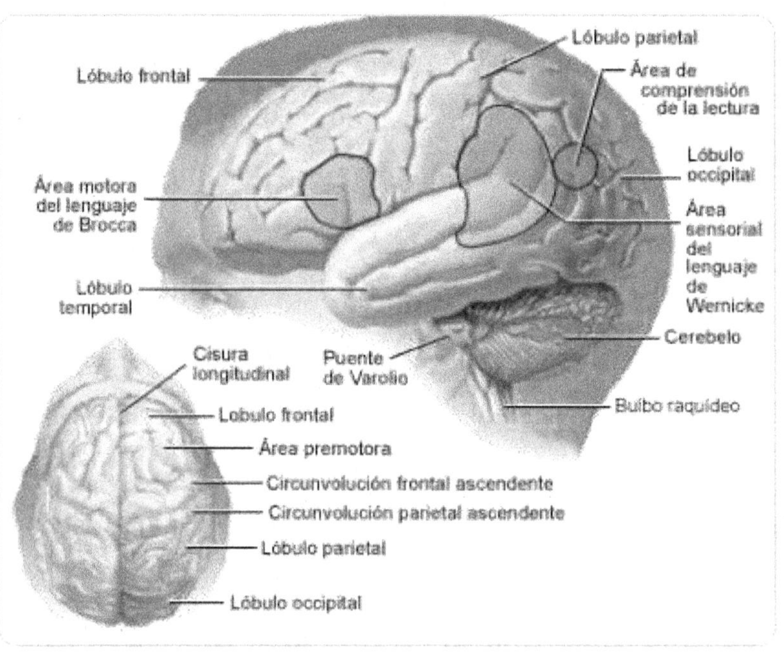

Ilustración 23 Tweet Regiones de la Corteza

El desarrollo del lenguaje va progresivamente mejorando con la práctica, desde las primeras sílabas pronunciadas sobre los 6 meses, pasando por las primeras palabras sobre los 11 o 12 meses, hasta llegar a los 18 meses donde se manejan con soltura una docena de palabras, empezando a formar frases con sentido complejo.

Si hay un tema que se ha investigado sobre la diferenciación hemisférica esta ha sido el lenguaje, de hecho, la dominancia del hemisferio izquierdo en el lenguaje está claramente establecida, lo que no descarta al hemisferio derecho en algunas funciones, puestas en evidencia gracias a los estudios sobre lesiones cerebrales.

La asimetría hemisférica fue evidenciada en el siglo XIX, donde se especuló sobre que el habla estaba regida por el lóbulo frontal del hemisferio izquierdo, no participando del mismo el hemisferio derecho, considerándose a este subordinado y de menor relevancia, hasta que las lesiones en el hemisferio derecho empezaron a evidenciar déficit en habilidades espaciales y musicales.

Abandonando el término de dominancia hemisférica por el de predominio hemisférico en el control de una determinada función, reflejando de esta forma la interdependencia e interconexión hemisférica, que sustenta muchos de los procesos y funciones cognitivas superiores.

Actualmente se conoce que el hemisferio izquierdo, se encarga del reconocimiento de grupos de letras que forman palabras, y grupos de palabras que forman frases, tanto en el lenguaje hablado como escrito; igualmente está implicado en la numeración, las matemáticas y la lógica; pudiéndose considerar como el centro de expresión. Las lesiones en el mismo provocan alteraciones en la comprensión y la producción del habla, además de afectar a nivel motor, al lado derecho del cuerpo.

Son diversas las aportaciones que desde la psicolingüística han tratado de incorporar a la hora de proponer teorías sobre cómo se desarrolla en lenguaje, siendo en algunos casos equiparado al desarrollo de las matemáticas, ya que el lenguaje sirve para "moldear" la realidad según un código establecido.

En el caso de las matemáticas se llega a desarrollar un lenguaje propio, cuyas bases están sustentadas en el cerebro, de ahí la importancia de conocerlo. Así Skinner, desde el neoconductismo, plantea que el lenguaje es un constructo social, y que es en este dónde se aprende y desarrolla, al igual que cualquier otra habilidad humana, para lo que se deben de dar las condiciones ambientales oportunas, apoyándose en la observación y empleando reglas como la del reforzamiento o el condicionamiento que tan bien ha funcionado para el aprendizaje de habilidades motoras (Menn & Bastiaanse, 2016).

Chomsky, por su parte, afirma que el lenguaje está tan imbricado en la naturaleza humana, que es parte de su genética y a diferencia de Skinner, no precisa de las "condiciones adecuadas" para que surja. Mientras que Piaget, entendía al lenguaje como un producto más de otras habilidades y capacidades, por lo que requería de estas para su posterior desarrollo.

Vygotsky, por su parte se decanta por una postura intermedia, aceptando que existen mecanismos innatos que orientan al menor hacia la comunicación, pero que se requiere de un medio favorable para que este pueda desarrollarse adecuadamente.

Hay que tener en cuenta que no todas las regiones cerebrales van a madurar a la vez así las primeras áreas en madurar serían las relacionadas con las funciones motrices; posteriormente las relacionadas con la orientación espacial y el lenguaje, seguido de las relacionadas con la atención y las funciones ejecutivas; siendo las áreas que más tardan en madurar las de asociación que integran información de diversas modalidades sensoriales (Gogtay et al., 2004).

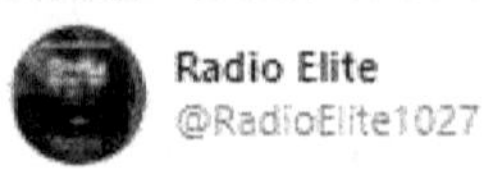

Radio Elite
@RadioElite1027

La #OMS incluye la dificultad de hablar o de moverse como nuevos síntomas entre los relacionados con el #coronavirus.
Entre los síntomas más habituales se encuentran la fiebre, el cansancio, la dificultad para respirar, la opresión en el pecho y la tos seca.
#EmergenciaSanitaria

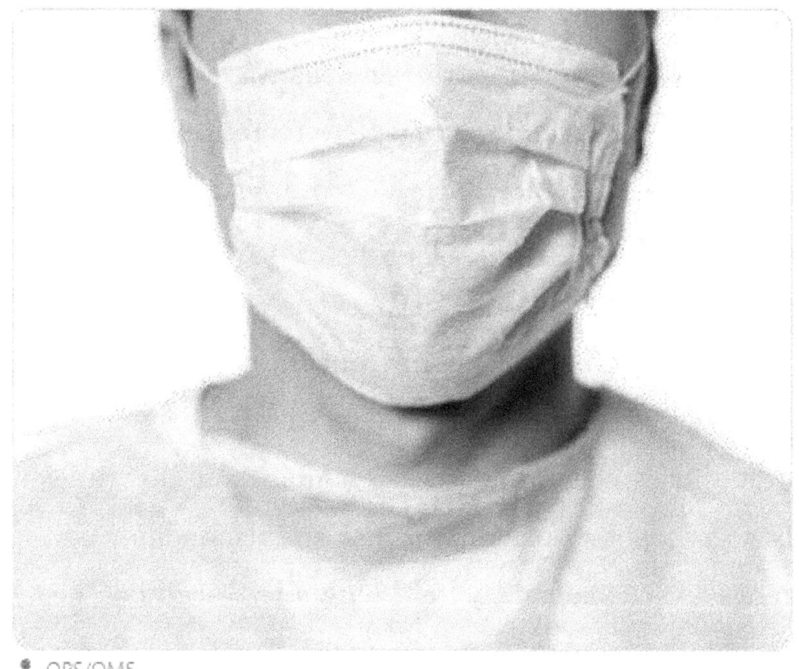

OPS/OMS

3:06 p. m. · 21 may. 2020 · Twitter Web App

Ilustración 24 Tweet Habla y COVID-19

En el caso del COVID-19 no se ha reportado que las personas contagiadas ya sea asintomáticas o no, muestren dificultades en la adquisición de competencias relacionadas con el lenguaje (@RadioElite1027, 2020) (ver Ilustración 24).

Aunque según informa la O.M.S. sí se pueden producir interferencias a la hora de la emisión del lenguaje, tal y como se puede extraer del siguiente párrafo procedente de la sección de "Preguntas y respuestas sobre la enfermedad por coronavirus (COVID-19)" a fecha de 18 de mayo de 2020 (O.M.S., 2020):

"Las personas de cualquier edad que tengan fiebre o tos y además respiren con dificultad, sientan dolor u opresión en el pecho o tengan dificultades para hablar o moverse deben solicitar atención médica inmediatamente".

Es decir, los pacientes van a poder mostrar dificultades a la hora de comunicarse tanto mediante lenguaje oral o gestual, ya que también se puede ver limitado en sus movimientos, lo que puede afectar a su capacidad de solicitar ayuda cuando así lo requiera. Un aspecto hasta ahora no tenido en cuenta, en donde las personas sintomáticas leves permanecían en sus domicilios realizándoseles un seguimiento telefónico sobre su evolución, principalmente con respecto a la temperatura corporal, el cual deja fuera a aquellos que precisamente por dicha enfermedad no puedan comunicarse adecuadamente.

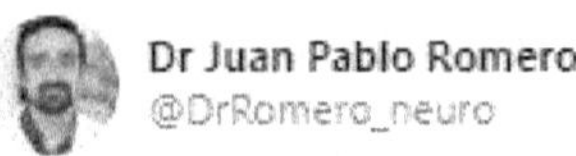

Emociones y COVID-19

El estado de ánimo es la forma en la que uno se enfrenta a las actividades diarias, y cómo se responde ante las dificultades que van surgiendo (@DrRomero_neuro, 2020) (ver Ilustración 25).

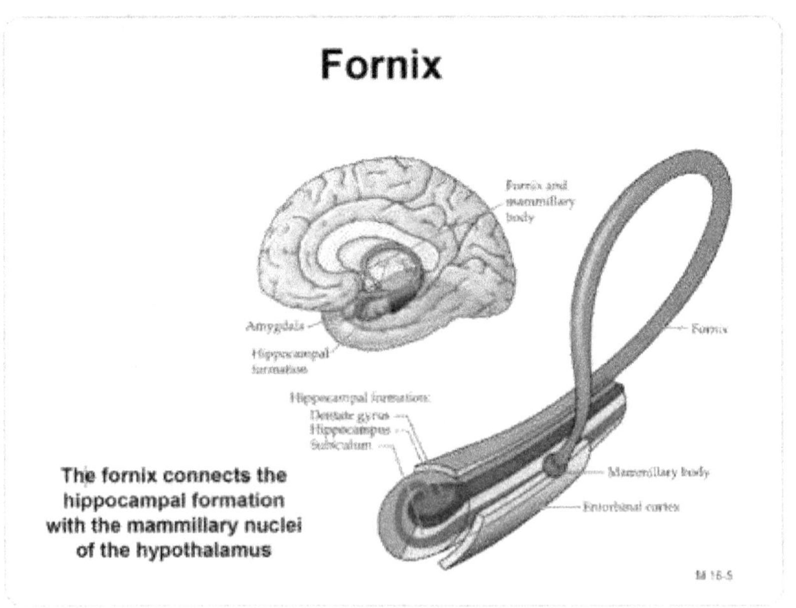

Ilustración 25 Tweet Fornix

Lo saludable es ir adaptando este estado a las circunstancias, así en un momento determinado se puede requerir de un cierto nivel de actividad superior, bien para dar una respuesta rápida o enérgica; en cambio, en otros momentos estas deben ser calmadas y pausadas.

Por lo que cada uno a lo largo del día suele pasar por casi todos los estados de ánimo, con momentos de mayor o menor intensidad de activación personal en función de las circunstancias que rodean al individuo.

Pero cuando estos estados se ven alterados, se está respondiendo de forma desajustada a los requerimientos del momento, es decir de una forma inadecuada, con sobreactividad o inactividad a pesar de que las circunstancias no lo requieran.

Eso no sólo va a poner en riesgo la eficacia del trabajo que se esté desarrollando, sino que además va a afectar a las relaciones sociales, familiares y de pareja.

Estas alteraciones del estado del ánimo pueden llegar a hacerse "crónicas", provocando que la persona mantenga un nivel de activación elevado continuado, con el consiguiente gasto sobre su salud, causando irritabilidad, repetidas salidas de tono y hasta agresividad, tal y como se puede observar en los trastornos por ansiedad, donde existe un continuo y elevado nivel de activación no justificado por las circunstancias.

Cuando se hace crónica una respuesta de baja actividad, se van a ver perjudicada las relaciones sociales, familiares y personales, pero por lo contrario, por la excesiva pasividad, que puede derivar en la inacción y a la dependencia absoluta de otros para hacer hasta las tareas más simples. Esto es lo que sucede en el trastorno de depresión mayor, donde un estado relajado y pausado se hace crónico y pasa a ser parte de la forma de actuar del individuo.

A lo anterior hay que añadir que uno de los problemas que con mayor asiduidad se puede ver en consulta es en relación con las emociones, ya sean por sobre activación, en el caso del estrés y la ansiedad o por su inhibición, en el caso de la tristeza y la depresión, pero no se trata únicamente de que las personas estén más sensibles hacia estos problemas, y por ello acudan con mayor frecuencia a consulta psicológica, sino que también son los problemas más comunes que se sufren, mucho más que cualquier otro trastorno del ámbito de la salud mental.

La tristeza es un estado por el cual la persona deja de sentirse "plena" o al menos "normal", considerada como una de las emociones básicas, junto con la felicidad o el miedo.

Son muchos los motivos que pueden generar tristeza, desde la pérdida de un ser querido, hasta el no haber logrado una meta ansiada, pero quizás el más grave es por la presencia de una enfermedad, sobre todo si esta es incurable o crónica.

La relación entre la salud física y la mental hace tiempo que dejó de estar en discusión. Cuando alguien sufre un mal físico, esto va a tener un efecto directo sobre su estado de ánimo, y este sobre el resto de los ámbitos de la persona, incluida su forma de relacionarse consigo mismo y con los demás.

Cuando uno se siente mal, por ejemplo, por sufrir una enfermedad crónica, esto puede alterar de forma significativa su estado de ánimo incluso pudiendo llevar al paciente a tener una depresión

Pero cuando aparecen los síntomas de la depresión la situación empeora, ya que los efectos que estos tienen sobre la salud son importantes, al reducir la calidad de vida de la persona, con una mengua del estado de ánimo, pero también del sistema inmunitario, lo que permite entrar al paciente en un círculo vicioso.

Cuanto peor está físicamente, peor se siente psicológicamente, y cuantos más síntomas depresivos sufra, su cuerpo va a responder peor y por tanto en vez de facilitar la recuperación va a perjudicarla.

Las consecuencias de este círculo vicioso es un agravamiento de la sintomatología, empeorando la calidad de vida del paciente, haciendo que sea menos tolerante a lo que le sucede y con ello que tenga un peor pronóstico, en comparación con otro que no tenga asociado estos síntomas depresivos.

De ahí la importancia de detectar los primeros síntomas de la depresión, para poder tratarlos cuanto antes para que no avance y perjudique más a la salud.

La depresión y basado en su origen puede distinguirse entre exógena y endógena, en el primer caso dicha depresión provendría de acontecimientos externos "negativos" que vivencia la persona y que le afectan a su estado de ánimo, por ejemplo, la ruptura sentimental o la pérdida de un ser querido, al extenderse la tristeza provocada más allá del período del duelo.

Entre los muchos efectos de la depresión, se puede encontrar que está caracterizado por sentimientos de culpa, desesperanza e inutilidad, con pensamientos negativos; además de un incremento de la sensibilidad al dolor, con malestar persistente, problemas digestivos, fatiga, irritabilidad, pérdida de interés por lo que antes le agradaba, dificultad para concentrarse, además de alteración del sueño, que puede afectar tanto por exceso como por defecto, igualmente sufrir depresión va a producir cambios a nivel neuronal sobre todo cuando esta se hace crónica (@vicatallah, 2020) (ver Ilustración 26).

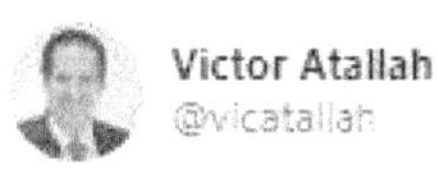

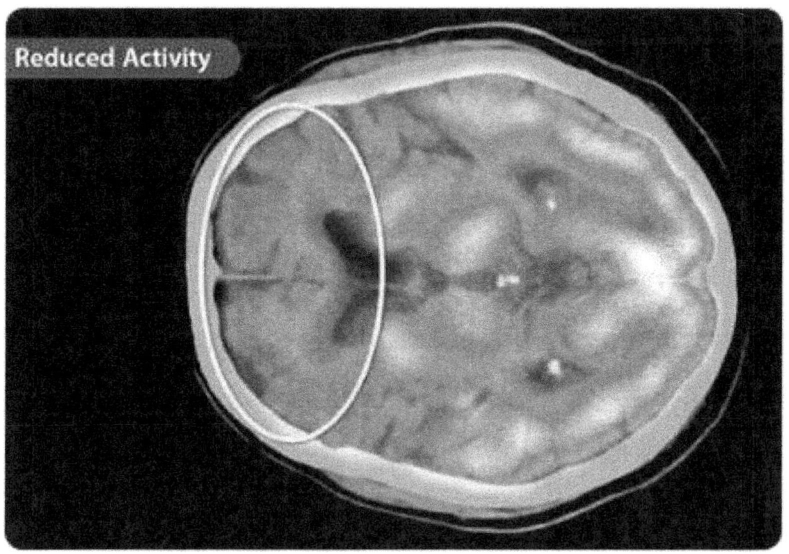

Ilustración 26Tweet Cerebro y Depresión

Y aunque tal y como se ha comentado la relación entre la salud física y la psicológica está desde hace mucho establecida, actualmente se están realizando nuevos descubrimientos; así hasta ahora se conocía que cuando "maltratábamos" al cuerpo con demasiada presión esto provocaba un gran desgaste del mismo y que por tanto tuviese más posibilidades de "fallar" prematuramente.

Al menos así lo han confirmado los estudios desde los años sesenta en el que surgió el término de Personalidad Tipo A, para definir a aquellos individuos que se mostraban especialmente competitivos, inquietos y con elevados niveles de estrés y ansiedad en su día a día.

En estas personas se comprobó que tenían más posibilidades de sufrir alguna patología cardíaca, como el ataque al corazón, el cual, de producirse, no sólo aumenta la posibilidad de tener otro ataque cardíaco si no que debilita sensiblemente este músculo tan importante como es el corazón, pudiendo acortar en muchos casos meses e incluso años de vida.

Por contraposición surgió el término de personalidad tipo B, como una personalidad protectora de la salud, caracterizada por un individuo en calma, con una mente en paz, donde se rige por los valores de la cooperación y la creatividad, pudiendo ser igualmente eficaz en sus tareas.

En este caso el corazón lejos de sufrir los "envites" diarios, parece estar protegido y con ello se producen menos ataques que en los de la personalidad tipo A, pero ¿qué pasa con aquellas personas que sufren depresión?

Esto es lo que ha tratado de responderse desde la

Escuela de Psicología Experimental, Universidad de Bristol (Inglaterra) (Thomson, 2014) para ello se llevó a cabo un estudio en el que participaron 1413 personas, de los cuales 785 habían sufrido depresión (480 endógena y 205 reactiva), cuyas edades medias oscilaban desde los 44 a los 58 años en los que han sufrido depresión reactiva y depresión endógena respectivamente, de entre los participantes más de la mitad, el 67,7% fueron mujeres.

Como grupo control se usaron los datos del Registro del Servicio Nacional de Salud de Inglaterra, donde se obtuvo información sobre el número de ataques cardiacos sufridos, así como la tasa de supervivencia de las personas con sus mismas edades.

Los resultados encontraron que los hombres tienden a sufrir un acortamiento significativo de la vida debido a problemas asociados al corazón, pero esta relación solo se produce en el caso de la depresión endógena.

Es decir, la depresión originada por la situación que actualmente se está viviendo en relación con el confinamiento, y ante la imposibilidad de realizar algunas actividades que con anterioridad "enriquecían" la vida emocional de la persona, y cuya "pérdida" temporal puede provocar la sintomatología depresiva, a pesar de ello, y basado en la investigación anterior, esto no va a suponer un riesgo sobre la salud en cuanto a acortamiento de años de vida se refiere. A pesar de lo cual hay que prestar atención a los estados emocionales ya que estos pueden verse influidos por la situación actual de confinamiento provocando la aparición de depresión y ansiedad (@LANACION, 2020) (ver Ilustración 27).

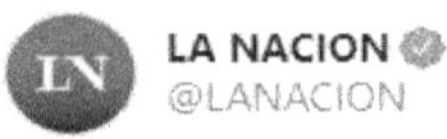

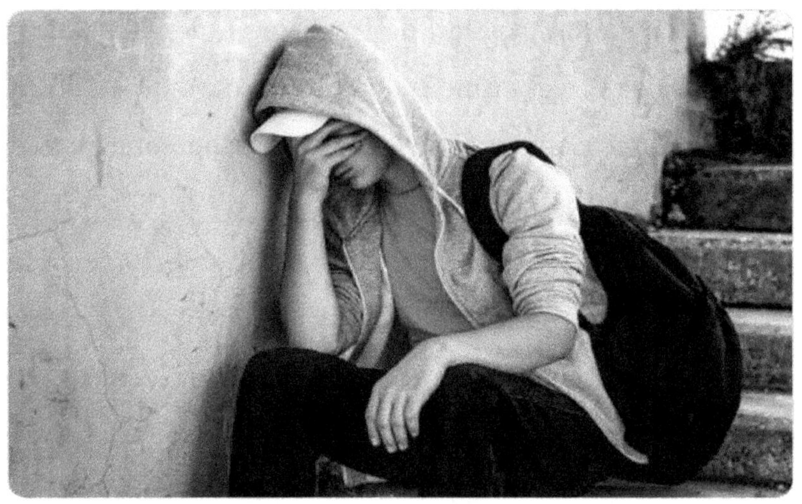

Ilustración 27 Tweet Depresion en Cuarentena

Con respecto al estrés indicar que a lo largo del día existen numerosas situaciones que requieren de la máxima atención, en la que se tiene que dar la mejor respuesta posible, ya sea por la premura o por tener que atender a varios requerimientos a la vez, estas demandas producen estrés, el cual va a alterar el ciclo normal de sueño-vigilia, provocando en muchos casos insomnio.

Así el estrés mantenido a medio o largo plazo puede ser nocivo para la salud, es lo que se denomina como distrés, pero también existe el estrés "bueno", es decir, aquel que durante un corto espacio de tiempo potencia las capacidades y hace dar respuestas más acertadas en las actividades que se deben desempeñar, a este segundo tipo de estrés se denomina eustrés.

El que sea "bueno" o "malo", depende tanto de la valoración psicológica de los acontecimientos y situaciones estresantes como de que estas se mantengan durante un cierto tiempo. Así, una situación valorada como desafiante, pero atractiva como forma de superarse o de "lucirse", motiva a dar lo mejor de uno mismo, obteniendo éxitos que de otra forma no se alcanzarían; pero si esa situación se mantiene en el tiempo, se produce el agotamiento de los recursos según se explica en el Síndrome General de Adaptación (Selye, 1946), y con ello dejaría de ser motivador convirtiéndose en algo "insufrible", dando el éxito paso a la enfermedad; síndrome en donde se dividen las situaciones de estrés en tres etapas:

La inicial o de reacción de Alarma, desde el momento en que se produce el estímulo o la situación estresante, el organismo se ha de preparar para responder.

La de resistencia o Adaptación, en ésta fase se pone en marcha el mecanismo Hipotálamo Hipófisis Adrenal (H.H.A.), para dar respuesta a la demanda estresante; si ésta desaparece, el organismo tenderá a una "desactivación" producida por un mecanismo de retroalimentación negativa, que emplea la misma vía H.H.A., de forma que el cortisol de las glándulas suprarrenales inhibirá la producción de la hormona liberadora de corticotropina de la hipófisis y con ello desactivará el eje H.H.A., recuperando así los niveles basales previos a la aparición del estrés; en cambio, si el estímulo estresante se mantiene, el organismo pasará a la siguiente fase.

La final o de agotamiento, basado en que los recursos del cuerpo son limitados y están disponibles por un escaso tiempo, pasado el cual se produce un agotamiento de los mismos, así como del estado de tensión que lo origina. Este agotamiento, va a traer toda una serie de consecuencias en los distintos sistemas implicados que pueden llevar a la persona a enfermar.

Un estrés a medio plazo va a tener una serie de consecuencias, como dolores musculares, alteración del sueño y del estado de ánimo e inmunodeficiencia.

Un estrés crónico en cambio va a provocar efectos más

graves, siendo el responsable de alteraciones digestivas que pueden acarrear úlceras y diarreas; obesidad por el aumento de apetito y con ello se incrementa la posibilidad de padecer diabetes; debilitamiento del sistema inmune, estando más expuesto a infecciones y resfriados; pérdida de memoria, de motivación, sueño, alteración del estado de ánimo; y aumento de la presión arterial y de la frecuencia cardíaca, acumulación de colesterol y triglicéridos en sangre, con aumento de riesgo de padecer enfermedades cardíacas y derrames.

A nivel psicológico además va a acrecentar los síntomas de determinados trastornos, como en el caso de la esquizofrenia donde a mayores niveles de estrés, mayor expresión de síntomas psicóticos; y en personas normales, la toxicidad de niveles elevados de cortisol en el cerebro de forma aguda, conlleva la afectación de determinadas estructuras neuronales que va a repercutir en un peor desempeño cognitivo, como en el caso del hipocampo, necesario para el establecimiento de nuevos aprendizajes.

Pero si se ha producido un cambio que ha tenido gran repercusión en la ciudadanía ha sido el del confinamiento de la población durante meses en sus domicilios; si bien esta puede ser una de las medidas más mediáticas e incluso impopulares, sobre todo cuando por primera vez en la historia el gobierno chino llegó a clausurar una de sus provincias impidiendo la libre circulación de sus habitantes, y dictaminando que se encerrasen en sus casas permitiéndoles salir únicamente para conseguir víveres con los que alimentarse.

Situación inédita hasta la fecha, pero que está justificada desde las autoridades sanitarias como forma de combatir la expansión del COVID-19 y con ello reducir la posibilidad de contagiar a otros ciudadanos, además de esta manera se "protege" al resto del país de la expansión del mismo.

Medida que fue adoptada por Italia cuando el número de afectados creció descontroladamente, y luego por otros muchos países con una mayor o menor restricción.

Si nos ponemos en la piel de un ciudadano de a pie de dicha localidad, nos daremos cuenta de lo que implica que de la noche a la mañana te veas limitado en tus desplazamientos, encerrado en tu propia casa por días y días, sin saber cuánto durará la situación y ni siquiera si es efectiva.

Cambio que influye en la forma de comunicarse con los demás, basado en el uso de las nuevas tecnologías, así se ha tratado de ocupar mediante actividades de ocio a los ciudadanos, además de recomendar llevar una vida ordenada en cuanto a alimentación, higiene y deporte se refiere, adaptado a cada edad pero ¿qué consecuencias tiene sobre el estado de ánimo tiene el confinamiento de los ciudadanos?

Esto es lo que ha tratado de responderse con una investigación realizada desde la Universidad de Valladolid (España) (Odriozola-González, Planchuelo-Gómez, Irurtia-Muñiz, & Luis-García, 2020), en el estudio participaron 3.550 adultos, quienes respondieron de forma telemática a dos cuestionarios, el primero para evaluar la sintomatología depresiva y ansiosa, a través del Depression Anxiety Stress Scale (Henry & Crawford, 2005); y el segundo para evaluar el estrés postraumático a través del Impact of Event Scale (Horowitz, Wilner, & Alvarez, 1979).

Los resultados informan de sintomatología ansiosa en el 32,4% de los participantes, mientras que el 37% sufrían estrés y el 44,1% depresión, presentándose mayores niveles entre las mujeres y los jóvenes, sobre todo entre los que mostraban problemas previos de ansiedad y depresión, y que han pasado por sintomatología que pudiera hacer sospechar que se ha tenido COVID-19 según un auto reporte; es decir, y según estos resultados 1 de cada 3 ciudadanos va a sufrir sintomatología asociada a estados emocionales, los cuales van a estar mediados principalmente por el género, la edad, y si ha tenido o no antecedentes de problemas de ansiedad y depresión previos al confinamiento.

Una situación que genera altos niveles de estrés mantenidos en el tiempo, que van a marcar de forma diferente a cada persona en virtud de sus propias características psicológicas, lo que en algunos casos va a mostrar consecuencias a medio y largo plazo una vez superada la cuarentena.

Así es previsible que se vaya a producir un mayor número de casos de depresión o de estrés postraumático frente a la población que no tuvo que pasar por dicho encierro domiciliario, tal y como se ha visto entre los aislados en el caso del Síndrome Respiratorio Agudo Grave, el cual es de la familia de los coronavirus que provoca neumonía grave cuya aparición se produjo en el 2003 (Luna, 2020).

Estos son los casos más frecuentes implicados en la aparición de trastornos del estado de ánimo, aunque también se puede producir una combinación entre ambos estados, cambiando de uno depresivo a uno maniaco, en este caso se estaría ante un trastorno bipolar, en donde lo que predomina, precisamente son los cambios del estado de ánimo desajustados a las circunstancias que se viven.

El repentino cambio de estado, sin previo aviso, o la intensidad de algunos episodios, tanto maníacos como depresivos pueden desconcertar e incluso confundir a las personas próximas.

Aunque actualmente existen tratamientos específicos para el control de los síntomas, lo que le proporciona un mayor período de tiempo estable, este tratamiento en ocasiones es abandonado por los pacientes.

El creer que ya se está "curado" o que ya "no los necesita" son los principales motivos que argumentan para dejar la medicación, pero ¿cómo vivencian los pacientes con Trastorno Bipolar su psicopatología?

Esto es lo que se ha tratado de averiguar desde el Departamento de Psicología de la Universidad de Kumaun (India) (Chandola, 2016).

En el estudio participaron 40 pacientes diagnosticados con trastorno bipolar y 40 sin dicho trastorno que actuarían como grupo control con el que comparar; a todos ellos se les pidió que rellenaran el Dimension Personality Inventory (Bhargawa, 2012).

Los resultados muestran diferencias significativas en cuanto a género (mayor incidencia en mujeres); en edad (mayor incidencia entre los adultos de entre 40 a 50 años frente a los jóvenes entre 20 a 30 años), pero no se encontraron diferencias significativas entre la valoración de los pacientes con trastorno bipolar frente al grupo control.

Los autores del estudio señalan que el hallazgo es inesperado ya que a diferencia de otras psicopatologías en donde se expresa con síntomas menos evidentes, donde el paciente es consciente y sufre por su enfermedad, en el caso del trastorno bipolar en donde se da una dualidad de síntomas evidentes para cualquier persona externa, a pesar de ello dicha situación no le produce sufrimiento psicológico.

Además de estas consecuencias "sociales" existen cambios neuronales en los pacientes debido a sufrir dicho trastorno a medio y largo plazo (@IntraMednet, 2019) (ver Ilustración 28).

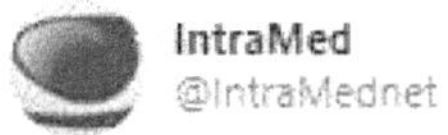

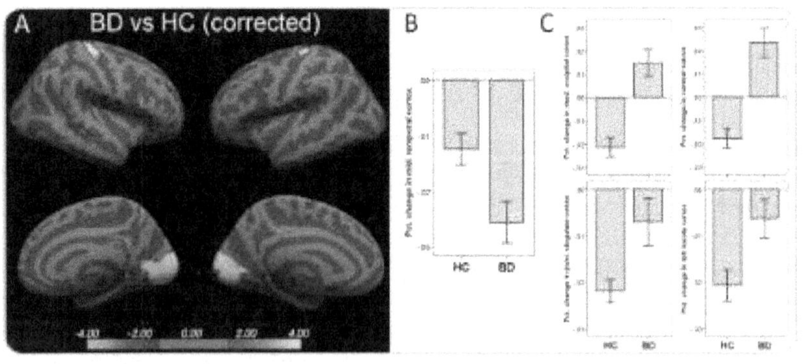

Ilustración 28 Tweet Trastorno Bipolar

Así padecer este trastorno en una situación como la del confinamiento por días y días, puede acarrear una serie de problemas en dicho paciente, tanto en cuanto al cumplimiento del tratamiento se refiere, pudiendo tender a abandonarlo y con ello a incrementarse su sintomatología; como con respecto a la convivencia con otros miembros de la familia o cuidadores, los cuales van a sufrir el abandono de la medicación siendo en algunos casos el objeto de los episodios maníacos que va a sufrir el paciente bipolar.

Cerebro y Pandemia: una Perspectiva Actual

Capítulo 5. Una Neuropsicóloga en tiempos de COVID-19

Si tengo que compartir experiencia de lo vivido como Neuropsicóloga en tiempos de COVID-19, cómo comunicar, cómo expresar lo experimentado y vivido, esa mezcla de emociones que te llevan a sentirte en un sueño, la percepción de irrealidad y de extrañeza, me hicieron recordar un sentimiento familiar, ya vivido por mí con anterioridad...otra vez la sensación de vivir en un sueño, la percepción de que todo lo vivido es un mal sueño, no puede ser otra cosa; o la negación, el pensar que no puede ser tan grave, que probablemente todo quede en nada, en un susto, el pensar que tal vez este "bicho" malo no sea tan malo, experimentas que el mundo ha cambiado y, claro que sí, ha cambiado, hemos perdido la rutina, la normalidad, nuestra vida ha dado un vuelco inesperado, totalmente insospechado, parece que lo vivido es más propio de una película de ciencia ficción, no puede estar pasando, no puede ser real...y toda esta experiencia y estos pensamientos resuenan en mi interior como ya vivida, me siento extraña, siento que toda una sociedad se ha vuelto vulnerable, y con ella, yo, que soy una más, formo parte de ella.

La sociedad del bienestar, de los placeres y el consumo, la sociedad de la libertad y del progreso tecnológico, la sociedad que conquista el espacio, la sociedad de los grandes descubrimientos y grandes avances científicos, la sociedad en la que el hombre se experimenta grande, con cierta percepción de grandeza, el Homo Sapiens, cumbre de la evolución, el rey de todas las especies, en la cumbre, dominando el mundo natural, o al menos eso pensábamos o así lo sentíamos. No todo lo vivido me ha hecho experimentarme pequeña, vulnerable, indefensa, privada de camino y meta, la verdadera luz es aquella que te hace lucero y entendimiento, sabiduría que te desvela todo interrogante y toda inquietud. Queremos saber a dónde vamos, queremos entender el Por qué de la existencia, queremos ver luz y esperanza frente a todo viento que venga adverso. El hombre... va a ser que el hombre ha errado el camino, se le ha escapado de las manos tanto avance tecnológico, la curiosidad por el saber, la carrera del conocimiento le ha llevado a explorar mundos prohibidos y a traspasar los límites que impone el mundo natural, este virus, micro-virus, que no se ve pero está, ¿Será consecuencia de la maldad del ser humano?, o, ¿Tocaba?, ¿Era previsible? Después de la evolución toca la involución del ser humano, ¿Es su destino sucumbir víctima de sí mismo?

El gran Homo Sapiens se ha creído el dueño de lo que no es suyo, no ha sabido respetar los límites que le impone la naturaleza, no ha sabido cuidar esa naturaleza que nos nutre, nos da oxígeno, nos da belleza, nos pone en contacto con la trascendencia. El hombre se ha querido salir del sitio que le corresponde, el homo sapiens, homo inteligente, ¿De qué le ha servido su inteligencia?

Un microorganismo solo visible con lentes de aumento y de alta resolución, ha desestabilizado a toda la humanidad y, con ella, el mismo sentido de la existencia se interroga…, el hombre en la búsqueda del sentido, queriendo entender el sinsentido del COVID-19.

Se nos han roto los esquemas, lo que estamos viviendo se escapa de toda lógica y de todo entendimiento, el hombre se interroga, quiere entender, quiere saber, quiere comprender, pero no hay esquema mental que encuentre el sentido a un acontecimiento que parece un soñar despierto, ¿O esto que vivimos solo es sueño?

Toda una sociedad, la humanidad entera, está experimentando y padeciendo un suceso traumático, la primera vez que la dureza de la vida se muestra a todos, nadie se salva, todos estamos viviendo una tempestad embravecida que se ha presentado como auténtico huracán, que te tambalea en lo más profundo de tu interior, despojándonos en un segundo, de todo aquello que nos daba seguridad y estabilidad, de repente nos vemos caminando, como equilibristas, por la cuerda floja y, abajo, el abismo del sinsentido, auténtico ciclón que remueve interiores y que pone en tela de juicio nuestra escala de valores, tempestad que vacía al hombre, le quita todo y le deja sin rumbo, ante un monstruo que desconcierta, por amenazante y desconocido, afecta a todo habitante de este mundo, metidos en un sueño del que quieremos despertar como una mala pesadilla.

Percibiendo irrealidad, sintiendo de lleno la desrealización, esa percepción que te hace sentir que el mundo que te rodea ha cambiado; sintiendo la despersonalización, el propio yo se experimenta a sí mismo de una manera inusual, rara, se siente en el interior con extrañeza; yo, en un mundo de ensueño, yo que se siente a sí mismo como un yo desconocido, cambiado, diferente; pero tanto el mundo como el yo se vive con un tinte de extrañeza, algo se percibe en el ambiente, la presencia de un habitante inesperado, que se invita a sí mismo a vivir entre nosotros, su nombre todos sabemos cuál es, el COVID-19, que ha irrumpido en nuestras vidas sin avisar, táctica de guerra perfecta para cogernos indefensos y vulnerables.

Da la sensación de que la vida se acorta, que ya nada es seguro, nada es lo que parece, quien nos diría al comienzo de año que íbamos a estar confinados en las propias casas o en una habitación de hospital.

La vida se ha vuelto incierta, se nos ha escapado de todo control, hoy estás aquí y mañana puedes no estar, hoy tengo madre, mañana podría no estar; se vive la tragedia, se siente, asoma en el interior la magnitud de la tragedia, la muerte acecha, quién no ha pensado en la propia muerte, quién no ha temido por su familia, quién no está privándose de sus mayores para salvarles de este olor, intenso, a tragedia; se nos ha incrustado el miedo en el interio.

Las carreteras vacías, de camino al trabajo, la M-50 parece el reino de los camiones, algún que otro coche me hace sentir algo acompañada, pero parece un sueño, es como si la humanidad se hubiera extinguido, de manera repentina, lo cierto es que no volverá a ser lo que fue, tenemos que prepararnos para una nueva tormenta, tormenta que anuncia la llegada de una nueva era, un cambio de vida, de hábitos y costumbres, un cambio en la manera de relacionarnos.

Todo parece pensar que el mundo va a llegar a la auténtica trasformación digital, los ordenadores, las telecomunicaciones, la realidad virtual, la inteligencia artificial, inmune a cualquier microorganismo, va a desbancar al Homo Sapiens, una nueva era en la que el hombre pierde su reinado, parece que los circuitos, el cableado, los códigos numéricos...todo este mundo inteligente, artificial, pero inteligente, podría cambiar cada hogar, cada centro de trabajo, cada institución educativa.

La asistencia sanitaria, va a salvarse del coronavirus pero el Homo Sapiens ha de adaptarse al dominio de esos nuevos seres, que no tienen cuerpo para sucumbir por un microorganismo, pero sí tienen inteligencia, una gran infinidad de aplicaciones y posibilidades, como en Matrix, ¿Podríamos llegar a convertirnos en puro cableado por ese afán de recuperar el puesto perdido?, reinar de nuevo y adaptarse a la nueva era o sucumbir, el Homo Sapiens quiere reconquistar la cumbre.

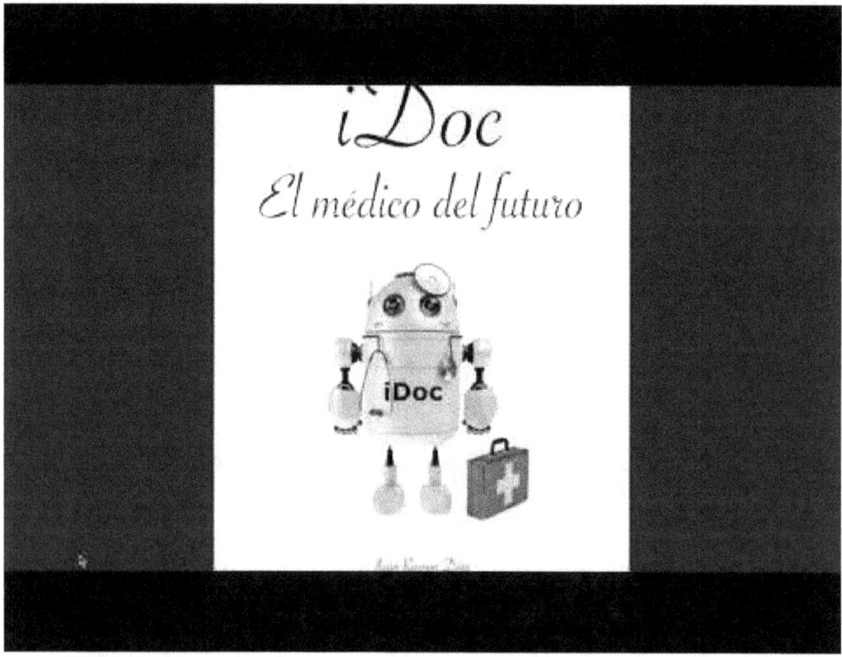

Pincha este enlace y te imaginarás cómo podría ser el médico del futuro https://youtu.be/HfVeUNHAD44

Cada uno de nosotros estamos siendo protagonistas de un momento histórico, de esos en los que hay una ruptura radical tras una crisis que hace peligrar los cimientos de toda una sociedad, de la humanidad entera.

Nunca habíamos vivido el cierre de los colegios, la paralización de las grandes potencias, nunca habíamos vivido nada que llegase a afectarnos a todos, hasta el punto de meterse en nuestros hogares, en nuestro presente, en cada instante, en cada conversación, en cada pensamiento.

Se ha metido de lleno en nuestra actividad laboral, respiramos COVID-19, si se le puede llamar respirar, porque el COVID-19 nos quita además ese oxígeno que nos da vida, el experimentar el fluir de la vida en condiciones de normalidad, el fluir de la vida que respira libertad y control sobre el devenir de los acontecimientos.

Parece que la vida pide al hombre un cambio de etapa, nuevos cimientos sobre los que anclar a toda una sociedad, que será sociedad nueva, sociedad que pide cambio y adaptación a una nueva realidad.

Somos sociedad marcada por la adversidad, hemos pasado de ser la sociedad del bienestar, a ser especialistas en dolor y sufrimiento, sabemos lo que es experimentar el miedo y como, la vida misma, se experimenta indefensión, pérdida de control e impotencia, ante un COVID-19 que intimida a toda una sociedad.

Un microorganismo minúsculo está removiendo, tambaleando los cimientos, de toda la humanidad, nada va a volver a ser lo que fue, para bien o para mal, la sociedad misma experimentará en sus propias entrañas lo que es la Resiliencia, aquella realidad que da sentido, que te llena de ilusiones y te dota de capacidad para levantarte de nuevo, todas las veces que haga falta, tantas veces nos levantamos y extendemos nuestras alas para reconquistar la vida, esa vida a la que el COVID-19 arrebató toda tranquilidad, se llevó toda la seguridad, toda capacidad de control, nos inundó de inquietud y nerviosismo, desconcierto, incredulidad, sorpresa, intranquilidad.

Siento todo lo que pienso y escribo. Cuando notas esta sensación de que tu vida se ha acortado, esta sensación de estar en un sueño del que quieres despertar, este sentirte a ti misma con extrañeza, la despersonalización; el querer saber y entender lo que está pasando, el no querer ver y negar la adversidad que está aconteciendo, es el típico cuadro emocional que se da cuando una adversidad de grandes dimensiones fija en ti su mirada y te hace sentir incapaz de afrontar, percepción de la velocidad del camino a la vez que tu vida transcurre lentamente, sin esquema mental que ayude a pararse a pensar en vivo la extrañeza de un mundo que no puede ser real, pero que es real.

Está pasando, está aquí, lo estamos viviendo, pero no hay precedente, no hay experiencia similar que nos ayude a asimilar, digerir tanta tragedia, tanto dolor, en medio de la pérdida de la normalidad, el día a día cuando transcurre con orden, ¿Cuándo volverá el sentimiento de seguridad de toda una sociedad? ¿Cuándo yo misma me podré sentir segura? ¿Cuándo venceré esta sensación de estar inmersa en un sueño?, y me resulta familiar, muy familiar esta experiencia, tremendamente conocida.

Yo he vivido esto antes, pero era una tragedia que solo me afectaba a mí, no a toda la humanidad, era algo que la muerte no alcanza, aquí la pérdida de seres queridos impacta de lleno, yo experimenté esta mezcla de sorpresa por inesperado, extrañeza por difícil de asimilar y digerir, viví la pérdida de la seguridad, la pérdida de control, la indefensión, cuando ya hace cuatro años, se me diagnosticó un Parkinson.

Algo que es como una gota de aceite que entra en tu cerebro, y que poco a poco lo va impregnando en su totalidad, matando tu vida, tal y como sería de estar sana, sin saber cómo, ni cuándo, ni tiempo, ni plazos.

Un bicho se metió también en mi cerebro, amenazando con infectar todo tejido nervioso sano, como si mi cerebro fuera otro mundo, en otra dimensión, un verdadero mundo complejo que me hace ser lo que soy, ahí donde mi yo siente y experimenta, se siente vivir con continuidad de identidad, ese órgano sede de la inteligencia, cableado nervioso, amenazado por un Parkinson, no es el COVID-19, pero ahí está, acechando mi cerebro, amenazante y, ahora se suma otra realidad, que supera en gravedad por su repercusión para todo ser humano, que amenaza con traer a la guadaña a cada hogar.

Nunca pensé que podría vivir una tragedia mayor que un diagnóstico de Parkinson, estas emociones que siento, yo ya las viví, pero como hice entonces, me levanto, extiendo mis alas y me pongo a volar sobre toda adversidad, aunque todo sean relámpagos y truenos, borrascas y tempestades, yo vuelo alto, muy alto, para elevarme sobre toda tormenta y toda tempestad, buscando sendero, buscando camino de felicidad, para otras águilas que alzan el vuelo, coronando cumbres, adueñándose del oleaje de la vida.

Veo mucha gente en la cresta de la ola, como auténticos campeones, controlando ese viento contrario, haciéndose con el para emprender sendero, con fuerza, cargados de fortalezas fortalecidas por la adversidad, nuestros profesionales sanitarios, mis compañeros todos, que como auténticos valientes, cada día en sus hospitales viven el drama, ven lo que nosotros no vemos, en primera línea les impacta al corazón la tragedia, metidos en los EPI que les salva la vida, pero no les protege del impacto emocional de ver morir masivamente a personas tantas, de todas las edades, a las que todavía no les tocaba marchar de este mundo, en soledad…verdadero drama, la vida en toda su crudeza.

El EPI no protege del sufrimiento psicológico, esa rutina diaria de exponerse a la tragedia, la tragedia se convierte en la rutina de cada día, no puede haber mayor impacto emocional que la re-experimentación del trauma repetidamente, esto no se hace normal, no se hace rutina, porque cada día se vive el impacto de la tragedia que duele donde ya hay herida, herida que se va volviendo más profunda si no recibe cura y descanso, el EPI no protege de semejante drama.

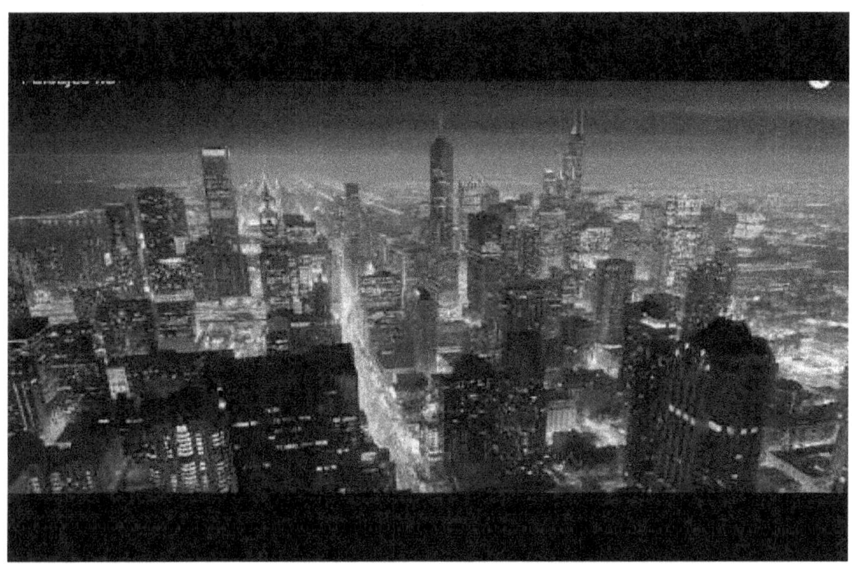

https://youtu.be/Aj9ke0FMHPw4

Todo lo vivido, pone al ser humano frente a los interrogantes de la existencia, la pregunta por el sin sentido, el ¿Por qué estamos aquí existiendo?, ¿Por qué existe este mundo?, ¿Por qué existe el sufrimiento?, el ser humano grita ¿POR QUÉ?

Dudas e interrogantes que nos llevan a la reflexión más profunda en la búsqueda de respuestas, al sentido de la existencia.

Interrogantes que buscan respuesta desesperada, la búsqueda del sentido en medio de la tragedia, ahora nos viene otra tragedia, una nueva oleada, la de aquellos que experimenten el vacío existencial, aquellos a los que la carencia de sentido les invada el alma, y cuando la dureza de la batalla dé una tregua, aparecerá nueva tempestad, la tormenta interior de quien desespera por huir del sin sentido, de la asfixia del vacío existencial, la auténtica privación de ese aire que da vida.

Tras afrontar la tragedia otra tragedia asoma y amenaza, el ser humano cansado del sufrimiento y que no logra curar la herida del drama de la existencia, cuando la tragedia ha impregnado al yo, dejando al yo en una condición de desamparo que lleva a la ausencia del camino y la experimentación del sin sentido.

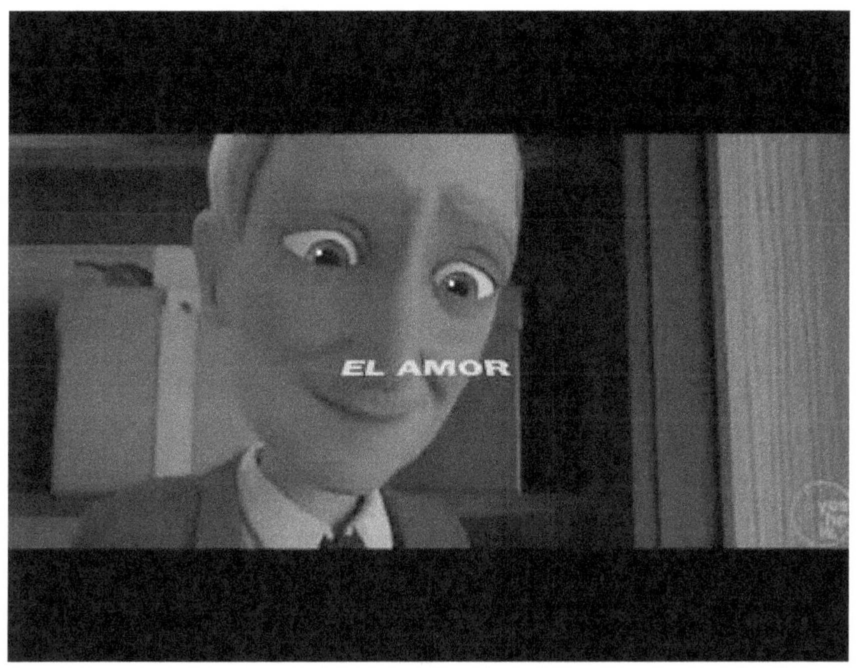

Pincha este enlace dedicado al sanitario a pie de batalla, en primera línea de guerra.

https://youtu.be/WQDXGPatq6c

La Neuropsicología en tiempos de COVID-19

Cómo hablar de la Neuropsicología en tiempos de coronavirus, cómo hablar del impacto de las emociones, cómo expresar con palabras cómo se vive el ambiente enrarecido que da de lleno al corazón de un hospital de rehabilitación, corazón que lo componen todos sus miembros, desde los profesionales, hasta los pacientes, familiares, todo el personal que trabaja en un hospital cada uno en sus funciones, cómo poner palabras a lo vivido por mí, como Psicóloga Clínica y Neuropsicóloga del Hospital Nacional de Parapléjicos. Cómo pintar un cuadro del día a día en mi hospital y, centrándome en la intervención neuropsicológica en tiempos de COVID-19.

En lo primero que pienso es en ese cóctel de experiencias y emociones vividas, he respirado de nuevo el ambiente enrarecido, pero a la vez un sentimiento especial, ese que palpas en el ambiente que te hace experimentar una gran familia, en momentos de adversidad se percibe mayor unión, hay cabida para las muestras de afecto y el cuidado mutuo.

Se vive el clima enrarecido y, ese algo especial, especial por positivo, parece que en ante la adversidad sacamos lo mejor de nosotros mismos y se dan cambios, al menos en mi caso y, entre mis compañeros, he podido percibir esta realidad, todos pendientes unos de otros, viendo cómo según pasaban los días de mayor riesgo, permanecíamos sanos y enteros, al igual que nuestras familias y, nuestros pacientes.

En mi hospital se hicieron las cosas bien, para velar por la seguridad de nuestros pacientes ingresados y por la de todos los profesionales, se cedió la UVI a los pacientes con Coronavirus del Hospital Virgen de la Salud, profesionales de medicina interna de mi hospital acudieron a la UVI a colaborar, se estableció una división, tres espacios separados para evitar la propagación del COVID-19 entre nuestros pacientes sanos, los profesionales de la UVI entraban por una puerta, la de entrada de las urgencias a UVI, los profesionales de Parapléjicos por la entrada central, y los investigadores por el acceso al edificio de investigación, los tres ambientes estaban separados entre sí por cierres de pasillos que impedían que ningún despistado se metiera en zona no segura.

Se restringieron las actividades asistenciales a las estrictamente necesarias, se cerró todo tipo de actividad contraindicada para la propagación del COVID-19, se cerró el gimnasio, lo cual supuso una cuesta arriba para los pacientes, que han experimentado esta crisis como un freno-interrupción de su rehabilitación, tan deseada para ellos, porque implica perder un tiempo vital, en el que acontece la recuperación, cuando hay esfuerzo y voluntad por parte del paciente.

Qué situación dura donde las haya, al ser pacientes llenos de esa voluntad, dispuestos a todo esfuerzo por su recuperación, pero confinados en sus habitaciones, sin poder salir, viendo cómo pasaban los días con una drástica reducción de los tratamientos rehabilitadores y actividades asistenciales, privados de la visita de sus familiares, como es lógico, cada cual aislado en sus domicilios, nos podemos imaginar o, tal vez ni siquiera nos podemos hacer una idea de la dureza de la situación.

¿Cómo hablar de la intervención neuropsicológica?, se podría pensar que podría haber sido una actividad prescindible, de hecho se redujo al máximo posible las peticiones de estudios neuropsicológicos por parte de mis compañeros de Neurología y, por parte de los propios rehabilitadores, aún así, ha seguido siendo una intervención especializada demandada, por lo que solo se ha apreciado una reducción, me atrevería a decir, de un 30% de la actividad asistencial.

No ocurre lo mismo con la solicitud de la intervención del Psicólogo Clínico como tal, para la intervención psicológica, como es lógico, la demanda ha sido mayor por parte, no solo de los pacientes, sino también de sus familiares, con los que se ha realizado seguimiento psicológico vía telefónica, por la situación de confinamiento, y se ha realizado intervención de apoyo y seguimiento de los profesionales sanitarios, los más afectados, a todos los niveles, por la amenaza COVID-19.

En momentos de gran carga emocional, la intervención neuropsicológica, también interviene, dando mayor prioridad, a la atención del estado emocional de los pacientes.

Al ser una actividad estructurada, que se ha llevado a cabo en pasillo y habitaciones, al ser una atención intensiva y diaria cuando se hace estudio neuropsicológico, los pacientes se sienten más atendidos por el profesional y, suele darse una subida del estado de ánimo.

Retomando las medidas adoptadas por mi hospital para garantizar la seguridad de todos, no se admitieron nuevos ingresos con COVID-19, lo que fue vital para prevenir el contagio masivo.

Se ha llegado a tener a los pacientes COVID-19 en una de sus plantas, permaneciendo el resto libres de COVID-19, lo que contribuyó a que el paciente se sintiera en ambiente seguro y sin temor al contagio. Pero con mascarillas y evitando el contacto de unos con otros en todo momento, medidas que fueron rápidamente entendidas entre nuestros pacientes ingresados.

A pesar de hacerse las cosas bien desde el principio, la sensación de ambiente enrarecido no se dejó de percibir, por encontrarse el paciente en ese estado de confinamiento y sin sus familias, con el temor a la amenaza del COVID-19, tanto para ellos como por sus propias familias.

Se ha percibido también mayor grado de afecto entre los profesionales, interesándonos más de lo habitual unos por otros, ayudándonos mutuamente en lo que hemos podido, todos unidos por un frente común, la derrota del coronavirus y salvar la salud de todo un hospital.

El hospital, esa ciudad..., formada por todos los que trabajamos en ella, cada profesional en su función, con su trabajo de cada día, trabajando coordinadamente, con una meta común, la rehabilitación integral de cada paciente que ingresa en nuestro hospital y, ahora, además, proteger su estado de salud, el de todo un hospital con todos sus miembros, de una amenaza grave que acecha en forma de miedo y temor, que también se percibe en el ambiente, el coronavirus, esperando para mostrar su virulencia, al más mínimo fallo. Muchos compañeros han caído, han pasado el COVID-19, pero otros muchos, por ahora hemos librado la situación de tanto riesgo de contagio.

El hospital tiene unas norma de funcionamiento, un marco estructural que pone orden a toda actividad, para que todo funcione a pleno rendimiento.

Para haceros una idea de cómo es este trabajo especializado, en mi caso, en una Unidad de Salud Mental, en condiciones de normalidad y, el trabajo fluye con su variedad de intervenciones especializadas, para que te hagas una idea pincha este enlace, y también conocerás cómo se integra la intervención neuropsicológica dentro de este campo de acción que es la Salud Mental.

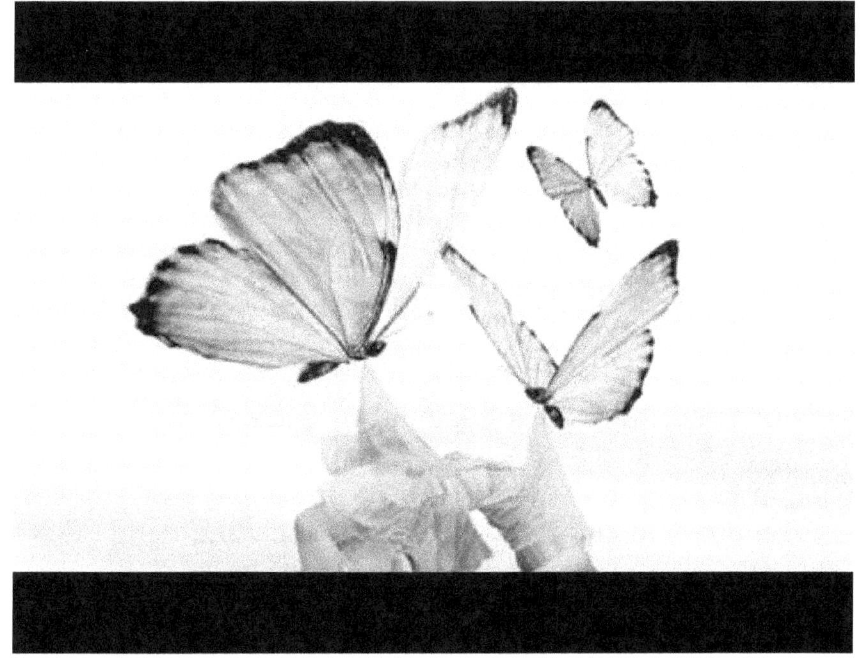

https://youtu.be/JwC1ylO56SA

Si lo has escuchado ya tienes idea de cómo es el día a día en nuestra Unidad, donde todo está estructurado, hay intervenciones definidas, sabemos qué hacer y cómo, para qué pacientes, en qué momento; el profesional tiene una estructura establecida, un marco especializado en el que encuadrar su actividad asistencial, hay unas rutinas que dan seguridad y permiten el trabajo diario en condiciones de normalidad.

Cuando esta amenaza no existía, se experimentaba todos los días, como algo habitual, el bullicio de un hospital, ese ir y venir de profesionales, pacientes, familiares que se cruzan por los pasillos, que se paran, se preguntan, se reclaman para abrir un diálogo, consultar dudas, compartir emociones o solicitar apoyo, intervenciones de pasillo que, muchas veces son la antesala o, incluso complemento, de las intervenciones más regladas y estructuradas de un despacho.

En esta ciudad de interrelaciones, ciudad donde fluye la comunicación de miles de maneras, las actividades de coordinación entre profesionales, reuniones de planta, sesiones clínicas generales, sesiones de formación, interconsultas, supervisión y formación de residentes, actividades formativas de intercambio entre profesionales de distintos hospitales, experiencias compartidas.

Toda una ciudad donde se da el auténtico fluir de la comunicación, que es como la savia de la planta que alimenta y da vida, esa comunicación que es la vida misma, la savia de un hospital, que permite su crecimiento y transformación, porque la comunicación fluye en todas direcciones y a todos los niveles, el hospital, esa ciudad que es cuerpo compuesto de cada persona que en él habita, sea paciente, familiar o profesional.

En plena normalidad, en el acontecer de lo ordinario, algo nuevo se percibe, se intuye, estamos en estado de alerta, como el águila que espera a la tormenta, pero la tempestad asoma de repente, se presenta, irrumpe de lleno en la normalidad, en el acontecer diario de su actividad, "algo" que hace peligrar a la vida misma del hospital, esa savia que es ese entramado de relaciones mutuas y mutuamente compartidas, que hacen posible trabajar con un objetivo común y con la máxima efectividad.

Sorprendente, qué vulnerable es un hospital, y toda una sociedad, que un microorganismo microscópico puede desestabilizar a nivel mundial al homo sapiens, ese ser inteligente, que se creía invulnerable, que se pensaba dueño y señor de todo acontecer, el hombre grande se deja romper por un minúsculo enemigo, pero con el poder de irrumpir en la normalidad, en lo cotidiano, de toda una sociedad, de varias generaciones.

Niños sin colegio que pierden la necesaria relación con sus iguales para crecer en inteligencia emocional, el adulto aislado, confinado en casa con el teletrabajo, los mayores aislados como islas, escapando de ese virus mortal, con el precio de no ver a sus hijos y nietos, un hospital no podía ser menos, otra ciudad en la que cada habitación es ese lugar en el que el paciente queda confinado, privado de la visita de familiares, privado de las actividades que acontecen fuera de la habitación de un hospital (en un hospital de rehabilitación todas), sin bajar al gimnasio ni cualquier otra actividad rehabilitadora.

Irrumpe en el hospital un visitante inesperado que repito, se lo lleva todo, arrasa con todo, forzando a todo un hospital con cada habitante que lo compone, a una transformación radical, tantas comunicaciones compartidas y que acontecen en plena actividad asistencial, ese ir y venir de pacientes, ese ir y venir de familiares, que suben y bajan, vienen y van.

El bullicio de la cafetería, pacientes que comienzan su ritmo de actividades en la búsqueda de su recuperación, tan deseada, tan buscada, tan necesitados de experimentar los progresos y avances de su rehabilitación.

El gimnasio, las sesiones de terapia ocupacional, tratamientos especializados como la electro-estimulación, el Lokomat, las subidas y bajadas por las rampas.

Las salidas y encuentros de pacientes en la entrada principal del hospital, pacientes que hacen grupo al aire libre o en los pasillos del hospital, experiencias compartidas, toda una ciudad en movimiento, de repente, se para. Todo se pone en pausa.

Ya no fluye la comunicación entre los miembros de este cuerpo llamado hospital, solo se siente y se vive una palabra, con una gran carga emocional, palabra que desencadena reacciones de indefensión, incertidumbre, miedo, fluye todo tipo de emociones, todo un hospital, experimenta, percibe de lleno la intrusión del coronavirus, que se ha colado en las emociones de cada cual, sentimiento de extrañeza, de irrealidad, la vida se acorta, a la vez que no se ve el fin de esta pesadilla, este sueño del que esperamos despertar.

Como Neuropsicóloga del hospital de Parapléjicos se me hace difícil poner palabras a una realidad que se percibe y se siente en el ambiente, este visitante inesperado nos ha cambiado a todos nuestra manera de trabajar y, el propio sentir. Te puedes hacer una idea de lo que representa la irrupción del COVID-19 en el trabajo del día a día de un Neuropsicólogo en su hospital, cómo el COVID19 irrumpe llevándose todo, literalmente todo, lo que el Neuropsicólogo hace en una situación de normalidad, va a tener que dar un vuelco radical a la manera de intervenir.

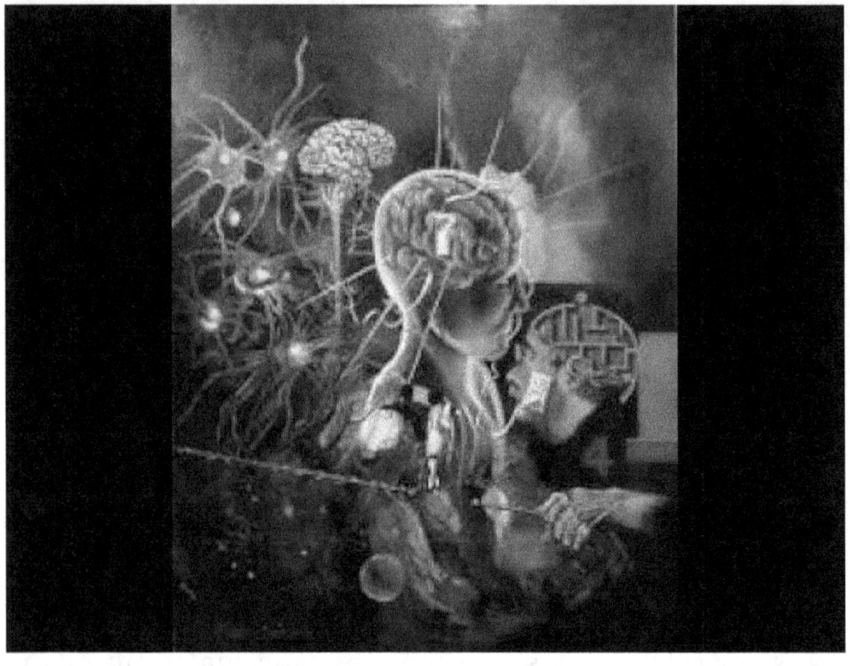

Pincha aquí para que tengas una base de comparación entre el antes y el después de la Intervención Neuropsicológica en el Hospital Nacional de Parapléjicos.

https://youtu.be/KXZOQ-j95sc

El enlace, te permite comparar la intervención neuropsicológica que se muestra, en condiciones de normalidad, con la del efecto COVID-19, que ahora estamos viviendo, después de que el COVID-19 ha pasado, como tormenta que arrecia, auténtico vendaval que arrasa con todo lo que pilla a su paso.

Los pacientes candidatos a precisar de este tipo de intervención son aquellos en los que además de una Lesión Medular aparece asociado un Traumatismo Craneoencefálico, cuando esto ocurre se hace necesaria la inmediata valoración de los procesos cognitivos dañados, con vistas a rehabilitar y estimular las capacidades afectadas, e intervenir sobre las alteraciones del comportamiento y de las emociones que pueden aparecer como consecuencia del daño neurológico.

Los pacientes en edad avanzada suelen necesitar valoración e intervención neuropsicológicas. Es frecuente que durante el período de hospitalización consulten por quejas de pérdida de memoria, o que debute un Deterioro Cognitivo que previamente ha pasado desapercibido.

La evaluación neuropsicológica se realiza con vistas, no solo a realizar un diagnóstico neuropsicológico, sino también para diseñar un programa de intervención adaptado al perfil neuropsicológico obtenido. En condiciones de normalidad se trabaja con el formato grupal, como complemento de la intervención individual. Son grupos de Estimulación Cognitiva, en los que se refuerzan todos los procesos cognitivos implicados en un buen funcionamiento mental, se trabaja y se estimula también toda la esfera emocional, que es la base de la felicidad y la satisfacción vital, que repercute en la salud del cerebro.

Toda intervención neuropsicológica debe abarcar a la persona en su globalidad, no podemos reforzar la capacidad cognitiva sin alimentar las necesidades afectivo-emocionales, que son la base, el cimiento en el que se asientan las múltiples inteligencias.

En condiciones de normalidad se realiza una evaluación minuciosa de cada paciente, en varias sesiones, con la finalidad de disponer de toda la información que permita diseñar un programa de rehabilitación cognitiva, individualizado y completo

El cerebro necesita actividad y estimulación para favorecer su recuperación, para que el programa de intervención sea más intensivo y se pueda generalizar a otros contextos. Se trabaja paralelamente con la familia, se permite su presencia en las sesiones de estimulación para favorecer el aprendizaje de los ejercicios de estimulación cognitiva, mediante la explicación y didáctica de los ejercicios de entrenamiento, también para facilitar, mediante modelado, el aprendizaje de la práctica de cada tarea. Se intenta estimular la motivación y la atención, con sesiones variadas y con variedad de materiales y recursos.

En mi experiencia como Neuropsicóloga he podido comprobar la enorme importancia de la atención a las emociones del paciente, pasando a ocupar el primer plano de toda intervención neuropsicológica.

Primero atender y "ver" a la persona que tienes delante, si solo te centras en la aplicación de test, en la planificación y en el diseño de sesiones de gimnasia mental, no estás desarrollando un cerebro en todo su potencial, porque la verdadera parte que piensa, es la parte que siente, el sentir es lo que moviliza e impulsa a la persona, es lo que revoluciona la neuroquímica cerebral en la búsqueda de la reparación de un daño neurológico, se fortalece todo el organismo y, el cerebro, como un órgano más, se ve beneficiado de esa oleada de salud en todo un organismo que experimenta, siente y vive la empatía, la escucha, el afecto de un profesional que le atiende y le hace sentir persona digna de la mejor atención.

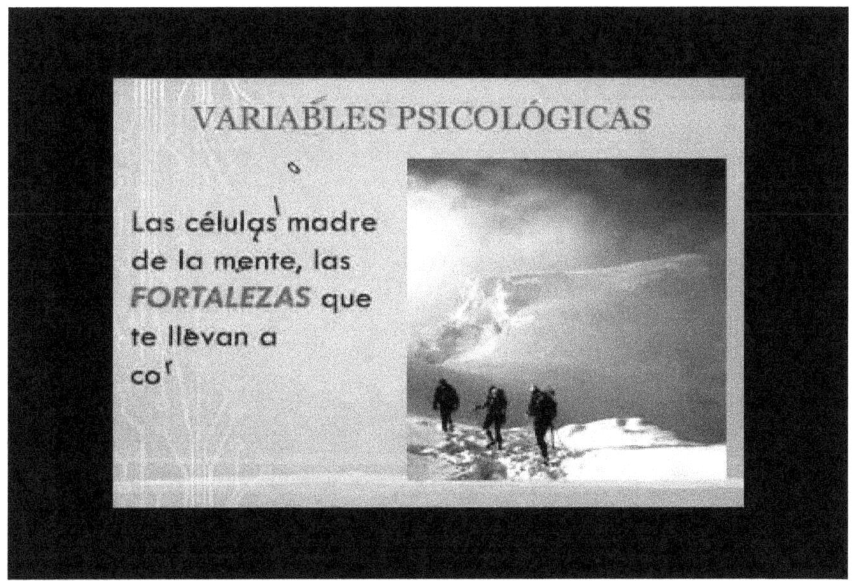

https://youtu.be/gilha5pEU9s

Si el profesional de la neuropsicología es capaz de infundir fe, entusiasmo, motivación, está regalando a su paciente un cerebro feliz, cargado de los neurotransmisores de la felicidad, el placer y el amor.

Al ser consciente de la importancia de la dimensión emocional, en la intervención neuropsicológica se utilizan materiales estimulantes, placenteros, adaptados a los intereses de la persona y que sintonizan y estimulan toda la esfera emocional, la música y el color, pasan a ser piezas relevantes, que impactan de lleno en las emociones.

Intervención Neuropsicológica en el Hospital Nacional de Parapléjicos después del COVID-19

Después del COVID-19 ya no es posible realizar valoraciones amplias y en varias sesiones de evaluación, con instrumentos de evaluación variados, se han suprimido las intervenciones de despacho, ahora es el profesional el que acude a las habitaciones, cargado de aquellos test fáciles de llevar en las manos toda la mañana, porque una vez subes a las plantas, ya no bajas hasta que se hace la hora de comer de los pacientes.

No puedes utilizar materiales manipulativos, ni pinturas, ni lápices, para la aplicación de pruebas visoconstructivas-manipulativas, que te ponen en contacto más directo con el paciente, pudiendo ser vía de propagación del virus, con lo que pasan a un primer plano todas las pruebas de contenido verbal que te permitan valorar todos los procesos cognitivos, pero siempre a través de la mediación verbal.

Ya no es posible el formato grupal como vía para llevar a cabo programas de estimulación cognitiva, gimnasia mental, debido a la situación de confinamiento; no son posibles las evaluaciones de despacho, con mesa que facilita la diversidad de materiales, tareas visoconstructivas ya no son viables.

No es posible la intervención individualizada e intensiva, ya que al ser evaluaciones de pasillo, son sesiones más breves y protocolizadas, siendo similar para todos.

Se ha convertido en despacho de aplicación de test, el final de un pasillo improvisado, que dispone de amplios ventanales con mucha luz y con vistas a la ciudad de Toledo y el ir y venir de algún coche, lo que hace que el espacio sea agradable, pero favorece la distracción del paciente.

Al ser un pasillo, hay ruidos, otros pacientes que irrumpen y vienen a compartir espacio, pero que se van en cuanto se les informa de la aplicación del test, pero hemos perdido el despacho en silencio y a puerta cerrada, y sin distractores.

La distancia de seguridad, la mascarilla, hace la situación de evaluación más fría, pero sorprende que lo emocional sigue ahí, la comunicación no verbal sigue presente a través de una mirada, una sonrisa que se deja ver en los ojos, la comunicación afectiva busca su cauce, busca salida y se sigue haciendo presente en una sesión de evaluación.

En una situación de confinamiento, sin la visita de los familiares, el paciente se siente solo; privado de las actividades rehabilitadores, el día a día se les hace eterno.

Ven en la aplicación de test una vía de distracción, una manera de ganar conocimiento de sí mismos y, ven, al profesional más cercano, más accesible, que les permite abrir puertas a la comunicación de emociones, y a compartir experiencias.

Si antes ya el paciente buscaba esa comunicación emocional, después del COVID-19, el paciente necesita, aún mas, la atención y manifestación de las emociones, como parte fundamental de cada sesión de evaluación.

Es frecuente que se aprecie en el paciente una subida del estado de ánimo a lo largo del proceso de evaluación neuropsicológica.

Podemos afirmar que ha cambiado la manera de trabajar del Neuropsicólogo, como ejemplo, ya no es posible hacer partícipe a la familia de las sesiones de estimulación cognitiva, no se puede contar con el familiar para el refuerzo de la gimnasia mental, pero se suple mediante la utilización de recursos como Youtube o la web, donde el paciente dispone de videos

"Learning with emotions", que le permite progresar, por sí mismo, sin Neuropsicólogo ni familiar; un video le ayudará a subir autoestima o pódrá estimular su capacidad cognitiva.

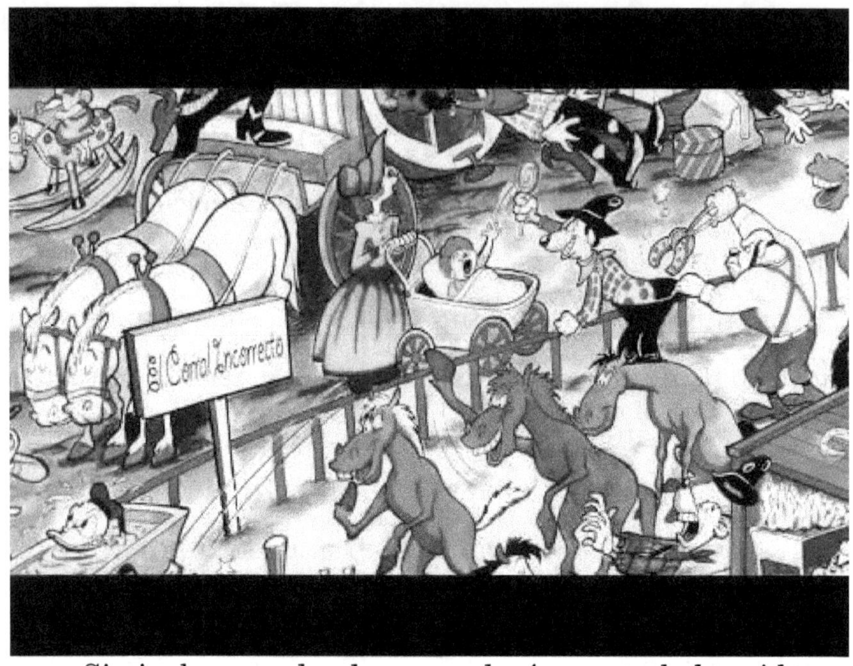

Si pinchas en el enlace accederás a uno de los videos de estimulación cognitiva.

https://youtu.be/3M3qbS7itqA

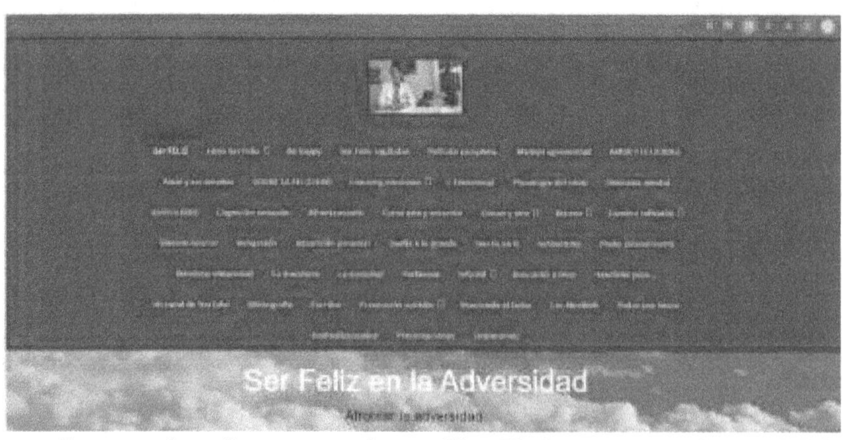

La plataforma de YouTube y la Web www.afrontarladversidad.es cobran importancia en tiempos de COVID-19..

No solo cambia la manera de intervenir del Neuropsicólogo, también cambia, el perfil del paciente, nos encontramos a personas aisladas y bajo el impacto emocional del COVID-19, con una gran parte de recursos de procesamiento mental, centrados en el COVID-19, tienen "la mente en otra parte", en el miedo, la incertidumbre, la desesperanza, los interrogantes, cóctel de emociones, nos encontramos a un paciente más vulnerable, por lo que se hace urgente, necesario, dar mayor relevancia a la atención, valoración e intervención sobre las emociones, porque reforzará y desarrollará, automáticamente, las capacidades intelectuales.

El Neuropsicólogo ha de adaptarse a un nuevo paciente, más tocado en sus emociones y en plena experiencia traumática, una amenaza global a la salud, con riesgo de muerte, más su propia situación personal, hospitalizado y con una lesión medular que le expone a la realidad de la dependencia física, forzado a aprender a vivir de cero.

La vida le obliga a iniciar una nueva etapa, siendo persona vulnerable y persona que sufre, que necesita más la empatía y el afecto que ir restando de siete en siete, que necesita una mano que acaricia por encima de una mascarilla que oculta el rostro y que, una mirada trata de suplir.

Esta carga emocional del paciente hospitalizado en tiempos de coronavirus, como ya he señalado antes, hace que parte de los recursos mentales estén ocupados en la asimilación de emociones y en el afrontamiento del miedo, por lo que los procesos atencionales no están funcionando con normalidad, ni los procesos mentales más básicos, como los de codificación y registro de información nueva, necesarios para el adecuado funcionamiento del sistema de memoria, ya que son la puerta de entrada que permite el adecuado rendimiento de tantos otros recursos cognitivos, como las capacidades de supervisión, control, secuenciación y organización de tareas, que necesitan que las capacidades mentales, más básicas, estén intactas y realicen a pleno rendimiento sus funciones.

Pacientes con sintomatología mixta, síndromes ansioso-depresivos reactivos al estresante COVID-19, estado emocional que interfiere con el rendimiento cognitivo.

Hay pacientes aquejados de síntomas que cumplen criterios para el diagnóstico de un trastorno por estrés agudo, que en muchos casos evolucionará a trastorno por estrés postraumático.

Nos encontramos a pacientes polimedicados, personas tomando variadas dosis de distintos fármacos, para tratar el insomnio, el padecimiento del dolor neuropático, la espasticidad, lo que afectará al nivel de concentración y alerta necesario para mantener un buen desempeño en las tareas de evaluación.

Es el mismo paciente de antes del COVID-19, pero con más complicaciones de tipo emocional que se pueden manifestar en forma de diversidad de cuadros psicopatológicos.

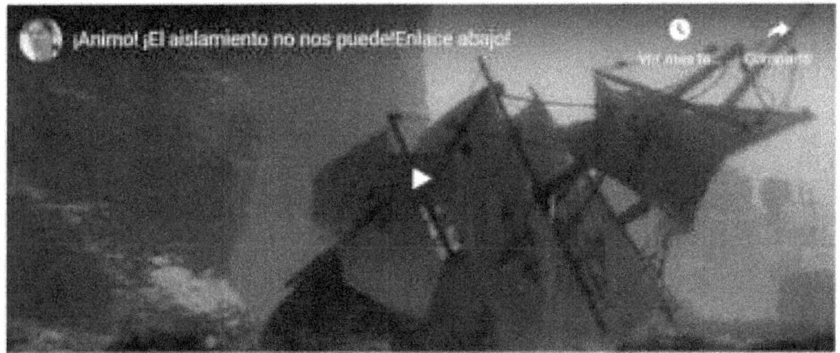

Pincha en el enlace para ver cómo los pacientes lanzan mensaje de ánimo ante el aislamiento.

https://cadenaser.com/emisora/2020/03/17/ser_toledo/1584438855_529102.html

El Neuropsicólogo se encuentra ante un paciente que se siente solo y que está solo, privado de la visita de sus familiares, más vulnerable, con gran necesidad afectiva, con privación de actividades rehabilitadoras que le permita experimentar el progreso hacia la recuperación, lo que vive como un freno en su recuperación, con el lógico efecto negativo en su estado emocional, entrando en un bucle de difícil salida. Ante esta necesidad afectiva, y al experimentar el aislamiento, se siente encerrado en una habitación de hospital, bajo la amenaza del COVID-19, experimentando el miedo y la extrañeza, la experimentación de la indefensión, la pérdida de control, el tiempo se les echa encima por su lentitud, la monotonía de cada día, viendo su recuperación en estado de pausa.

Toda esta mezcla de adversidades, hace que el paciente reciba con buena disposición, e incluso con ilusión, cada visita del Neuropsicólogo, viendo en cada sesión de evaluación una oportunidad para sentirse atendido, se siente cuidado, a través de la aplicación de unos test.

Estando ocultos bajo mascarillas, con el contacto frio de la tan necesaria distancia de seguridad; a pesar de ello, el paciente se aferra al contacto afectivo, busca la atención del profesional, y experimenta la intervención neuropsicológica como psicoterapia, auténtica psicoterapia que libera de la perturbación emocional.

En tiempos de coronavirus se funde la intervención sobre procesos cognitivos con las necesidades y manifestaciones emocionales.

Las evaluaciones son más informales, no se dispone de la privacidad que ofrece un despacho con mesa por medio y a puerta cerrada, a cambio se realiza a final de pasillo o en las habitaciones, con mascarilla y distancia de seguridad, con pocos instrumentos de evaluación.

He podido experimentar el bien que hace en el paciente la atención e intervención en la esfera emocional, un programa de intervención que nació antes del coronavirus, el entrenamiento cognitivo-emocional "Learning with emotions", que aunque la palabra "cognitivo" está en primer lugar, el espíritu "Learning with emotions", la actitud de este novedoso entrenamiento es dar prioridad, como lo relevante, lo fundamental, la base de todo, es la intervención sobre las emociones, por eso lo llamo entrenamiento en dos fases.

En todas las sesiones, primero se dedica un tiempo a las emociones, para después, cuando se ha experimentado el placer y la satisfacción, con videos que desarrollan la inteligencia emocional en todas sus dimensiones, ya está el paciente preparado para rendir y progresar con tareas más centradas en procesos cognitivos.

El entrenamiento que os doy a conocer debe su nacimiento a Juanjo, paciente que nos dejó repentinamente antes de comenzar esta crisis, pero que probablemente, fue uno de los fallecidos por coronavirus no registrados como tal, como él, tantos otros fallecidos por coronavirus que no engrosarán las estadísticas.

Paciente que llegó a mi despacho encerrado dentro de sí, con capacidad de comprender, entender, pero sin poder hablar, comunicarse, paralizado todo su cuerpo, de cuello para abajo, os podéis imaginar, un ser humano encerrado en su interior.

Generalmente tendemos a pensar que el paciente que no habla no se entera y, muchos pacientes con múltiples patologías, pacientes severos y complicados a todos los niveles, son víctimas del desánimo y el sentimiento de impotencia del profesional que lo atiende, que busca como solución el traslado a otro hospital, que a su vez verá como solución el traslado a otro hospital...

El mejor regalo que un facultativo puede hacer a su paciente es la FE, un facultativo tiene que tener FE en lo que hace y en su capacidad para ayudar a su paciente, porque toda realidad se capta, el paciente se encuentra como cuerpo que es llevado de un sitio a otro, se siente cosa...se siente cuerpo que ya no funciona.

Si añades un daño cerebral que le impide toda comunicación, más la desesperanza y el desánimo del profesional…

Juanjo fue llevado a mi despacho, Él y yo solos, nos miramos a los ojos, los ojos…la profundidad de la comunicación no verbal que es lo último que se pierde, la comunicación de emociones, el silencio en la privacidad de un despacho…importante que todo facultativo tenga ese espacio de estar a solas con su paciente y escuchar…aunque solo sea escuchar el hablar de la mirada, o el médico que escucha y recoge las emociones, ahí está regalando salud y fortaleza a un organismo dañado, lo afectivo, aquella medicina que cura, repara el corazón y, con él, el cuerpo.

A solas con Juanjo, cruce de miradas, pude oír sus ojos… sentir todo lo que esa mirada me transmitía, dolor, sufrimiento, desesperación…

Juanjo estaba pidiendo socorro, quería saber qué le pasaba, por qué no se podía mover, qué podía esperar, necesitaba información y una buena dosis de esperanza e ilusión, necesitaba saber…

Atendí a su demanda, le expliqué todo lo que como Neuropsicóloga conocía de su situación, intenté transmitirle un mensaje que dejara atrás la falta de información - la pérdida de control - la desesperanza- la indefensión, intenté cambiar por Información - percepción de control - esperanza - afrontamiento activo.

A partir de ese día sesiones diarias, dos veces al día, a comienzo de mañana y a última hora de la jornada (para estimular la memoria reciente, severamente dañada), una de las sesiones con presencia de la esposa, una cara familiar ayuda al paciente a ubicarse y le da seguridad; y todas las sesiones se transmitía motivación, ilusión, esperanza…

La intervención sobre las emociones se daba en la primera parte de las sesiones, dado que la lentitud de la recuperación y el intenso esfuerzo hacía que Juanjo, necesitase un recuerdo constante del "TÚ PUEDES".

Juanjo fue ganando la partida a la vida, fue ganando la batalla al daño cerebral y al daño medular, el transmitirle diariamente FÉ en su capacidad de recuperación hizo que, un paciente por el que no se daba nada, lo consiguiera todo: recuperó la capacidad de comunicarse, recuperó el lenguaje escrito, recuperó la capacidad de dibujar, fue capaz de retratarse a sí mismo, fue capaz de caminar, nadar…

Después de tres años, no he perdido el contacto con Juanjo y su familia, me han ido informando de los progresos, hasta su fallecimiento inesperado apenas comenzó el COVID-19.

Con Juanjo comenzó el entrenamiento "Learning with emotions". Cuidando toda la esfera emocional, como intervención clave, la de mayor relevancia, la que facilita que el progreso del resto de capacidades mentales sea posible, otorgando siempre, la primera parte de cada sesión a estimular distintos aspectos de lo que llamamos Inteligencia emocional, de la que el resto de inteligencias, tienen su base, ya que la intervención sobre las emociones, se convierte en el motor que pone a funcionar al resto de inteligencias.

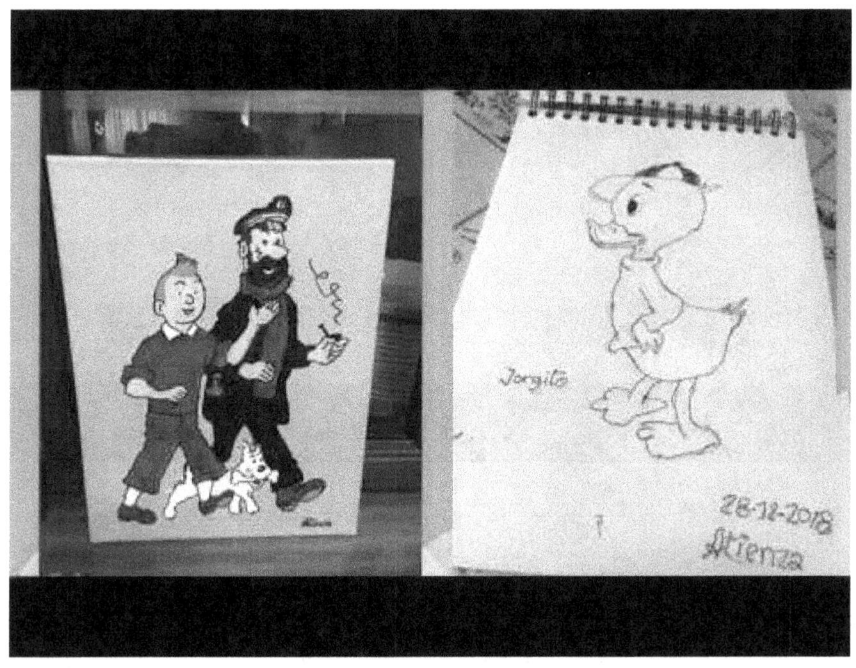

Si pinchas este enlace encontrarás un homenaje a Juanjo, https://youtu.be/K3vnB8rk5_4

Este entrenamiento estimula a la persona, a esa esencia profunda que somos, esa mezcla única de emociones y cogniciones que componen un yo, por eso hay materiales, videos "Learning with emotions" en los que, con un único video, estás estimulando la capacidad intelectual del paciente, a la vez que desarrolla la esfera emocional, como ejemplo pincha el enlace:

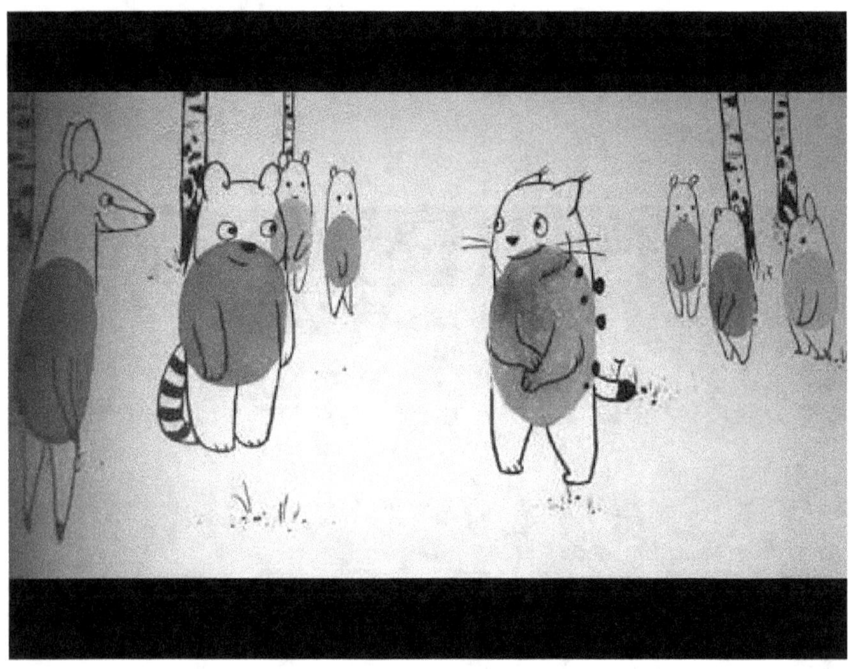

https://youtu.be/oZ40igrHUFA

Es un programa fácil de aprender, con una mínima instrucción, no se requiere la presencia del neuropsicólogo, y con un teléfono con conexión wifi, se puede acceder a él.

Dentro de este programa, nacido para atender a la persona en toda su dimensión, nos encontramos con un canal de youtube:

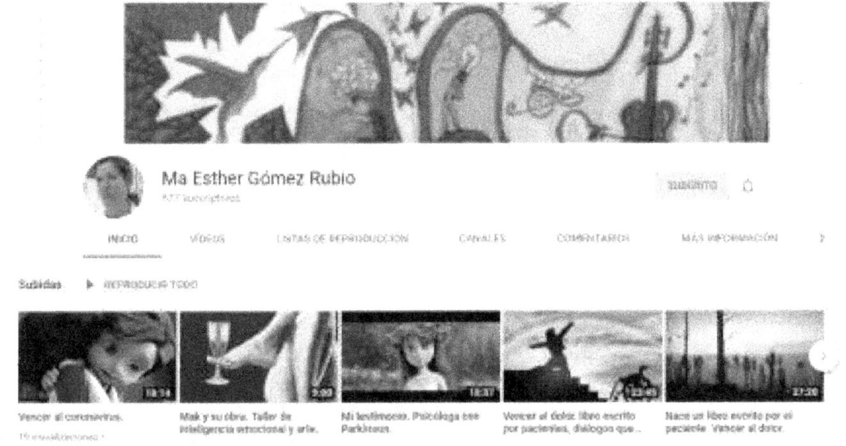

https://www.youtube.com/channel/UCEcLd12WKW_9 RIaJOyfHuhg?view_as=subscriber

En la web www.afrontarladversidad.es que son la sede en la que se ubica físicamente "Learning With Emotions", que también encuentras su sede en un libro electrónico

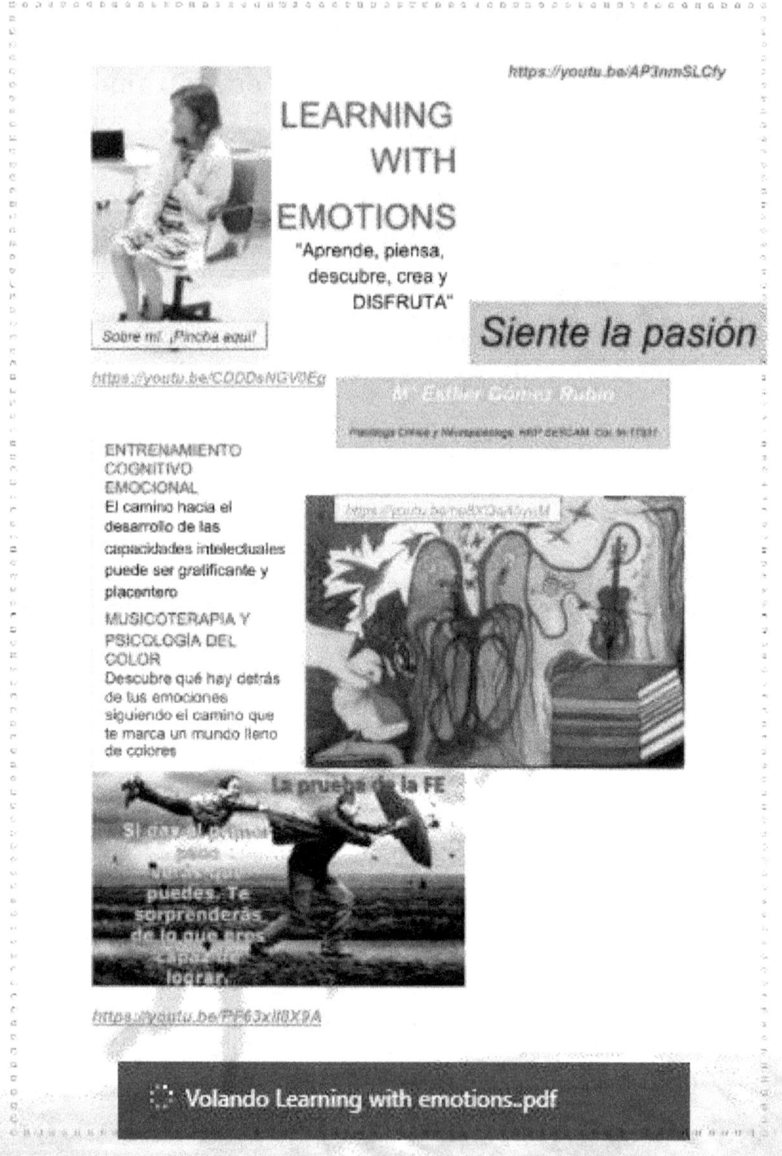

https://1drv.ms/b/s!Aj8oSlSLZm8EgZohOPEDSUvIVsI v3A?e=hcXqXK

Todos los videos de Inteligencia emocional, Psicología del color, Inteligencia emocional y arte, Serie Marcor, relajación y silencio interior, bienestar emocional, la serie ser feliz en la adversidad, la serie reflexiones sobre el cerebro, todos videos que permiten la descarga de dopamina, verdadero fundamento del programa, constituyen la primera fase de cada sesión.

La segunda parte son videos de gimnasia mental o videos que estimulan las dos esferas de la persona a la vez, la serie titulada estimulación cognitiva y, atención a la bibliografía, este entrenamiento se complementa con material de lápiz en el papel, libros de entrenamiento para el desarrollo de las destrezas mentales, ya presentes en el mercado.

Pincha el enlace que encontrarás al final de este capítulo y conocerás lo que es LEARNING WITH EMOCIONS.

Hemos perdido las intervenciones grupales, la gimnasia mental de despacho, pero lo suplen las nuevas tecnologías, los grupos de wasap de pacientes, o las intervenciones individuales por esta vía, que permiten el intercambio de materiales para la intervención neuropsicológica sin contacto directo.

Se pierde el feedback de la comunicación de dos personas que se ven y se tocan, pero el COVID-19 ha irrumpido con fuerza, dando un vuelco a nuestra manera de intervenir, ahora hay que ser Neuropsicólogos que atendemos a la esfera emocional con el distanciamiento social, ¿Es esto posible?, ¿No es una contradicción de tantas otras que afloran cuando una sociedad entra en crisis?

Lo dejo aquí, para que la reflexión nos lleve a mejorar y a avanzar como profesionales, pero sobre todo, sin perder nuestro rol, no dejemos de ser personas, no dejemos de ser humanos, no tengamos miedo a la comunicación afectiva.

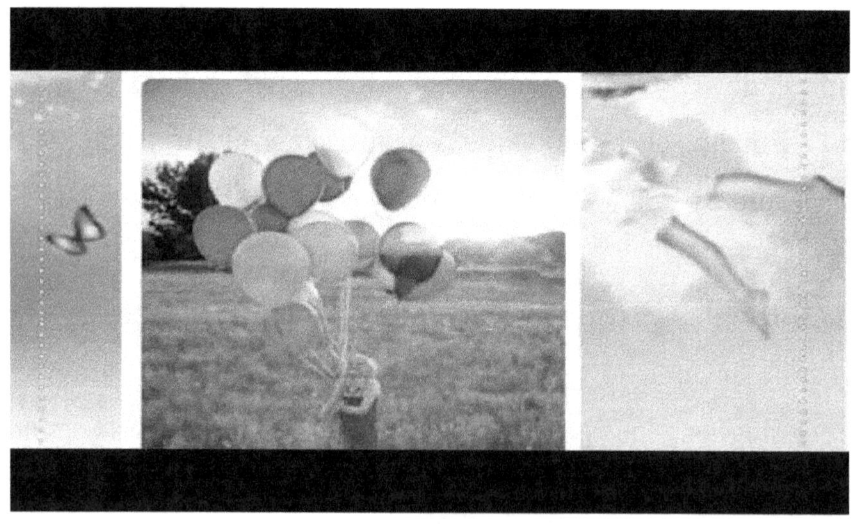

Audiovideolibro completo "Learning with emotions"
https://youtu.be/8WqOKzDwyuk

Reflexión final

Cuando te ves viviendo acontecimientos que dan un vuelco radical a nuestras vidas, cuando la vida gira inesperadamente y te deja suspendido en el vacío, sorprende tú a la vida y responde con otro giro inesperado, sorprende al devenir de los acontecimientos y hazte libre frente a lo que viene.

Hay una ecuación que he convertido en un sello propio, que me define en lo que soy, PERSONA LIBRE, pase lo que pase en la vida, esa ecuación que me devuelve la libertad perdida cuando llegan vientos adversos o borrascas no deseadas es esta: "Uno más uno no son dos".

Sé que rompo toda lógica, la lógica que no sabe explicar el sin sentido; pero el verdadero pensar, la verdadera racionalidad, es aquella en la que un pensamiento se hace puro sentir y, sientes, no piensas, sientes…que el control de tu vida lo llevas tú.

Resurges como el Ave Fénix de las cenizas y te dices, como impulso del corazón "Uno más uno no son dos, uno más uno será lo que yo quiera que sea", es pensamiento que cambia, que despierta a ala persona frente a la adversidad, y logra que toda esa fuerza que arreciaba amenazante, se convierte en la fuerza que te impulsa y te hace dueño de toda adversidad, sintiendo que recuperas el timón del barco de tu vida, pero ahora con la tempestad embravecida empujando a donde tú la quieras llevar, como el águila, que cuando presiente la llegada de la tormenta reacciona elevándose, se adueña de las alturas y convierte, la propia adversidad, en vuelo de águila que deslumbra como majestad a toda tempestad.

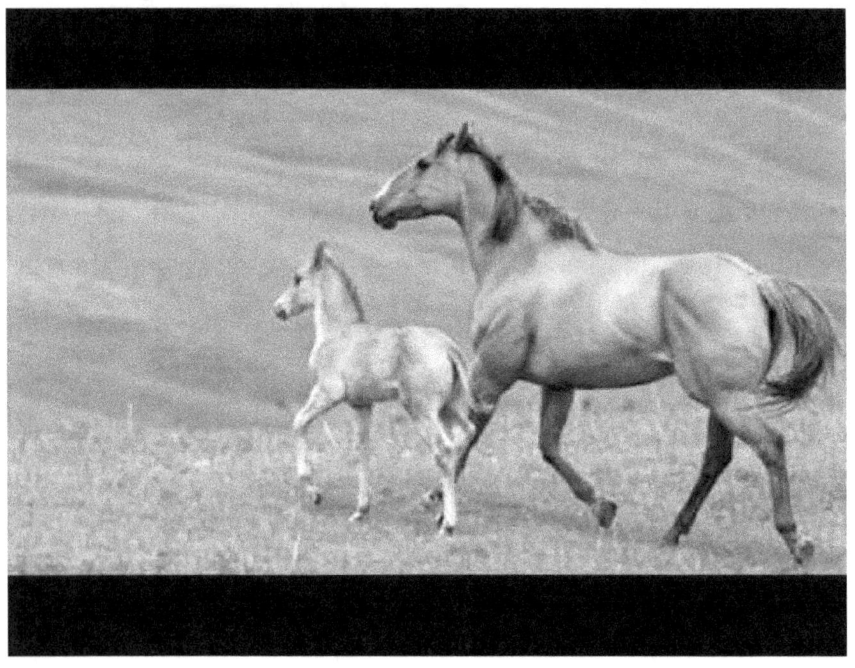

https://youtu.be/URqjKXTqLno

Para que entiendas mi reflexión final, te animo a que pinches dos enlaces, en el primero descubrirás por qué "Uno más uno no son dos" y, en el segundo, en una aventura de tres horas, sentirás, vivirás, encontrarás el sentido en plena adversidad, entenderás qué es eso de "Ser Feliz en la Adversidad".

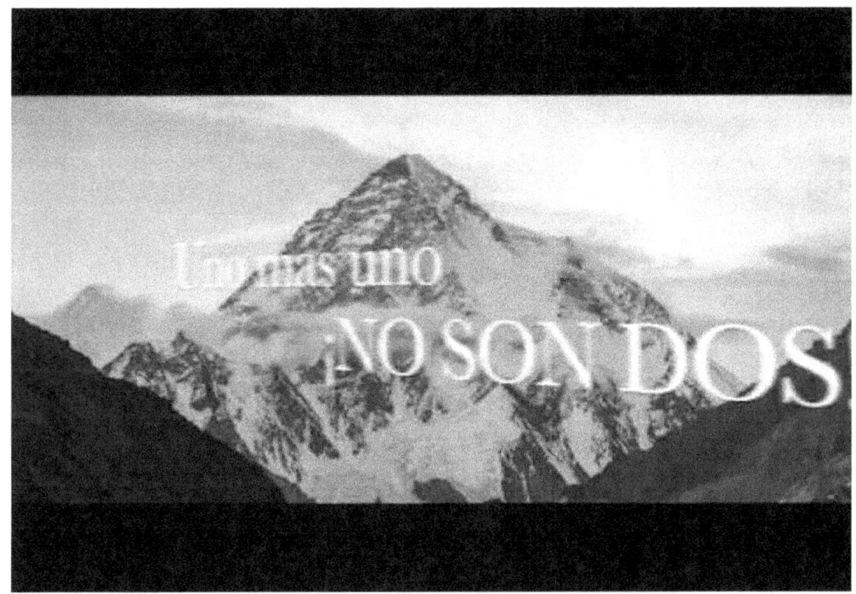

https://youtu.be/d9qFBIJqtz4

"Uno más uno no son dos"

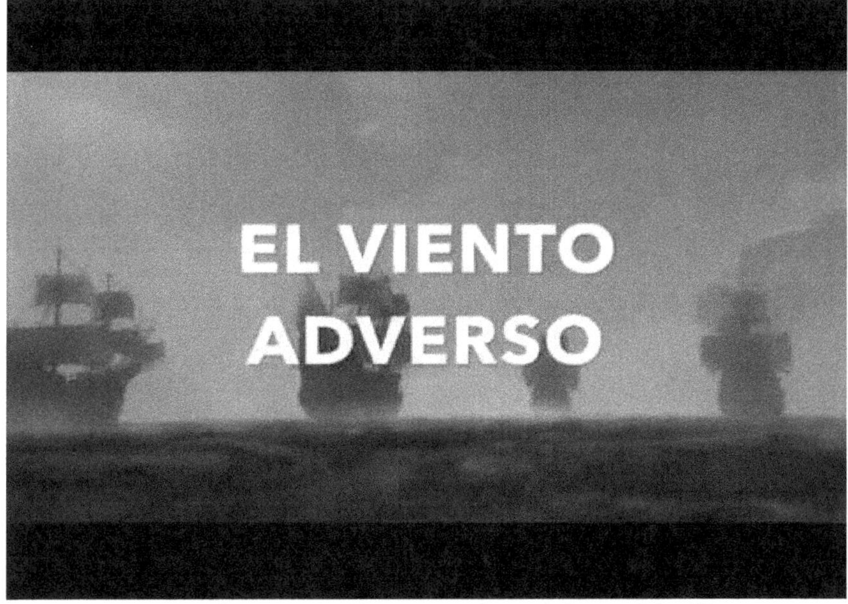

"Ser   Feliz   en la   Adversidad"

https://youtu.be/oJd7iWrM7yQ

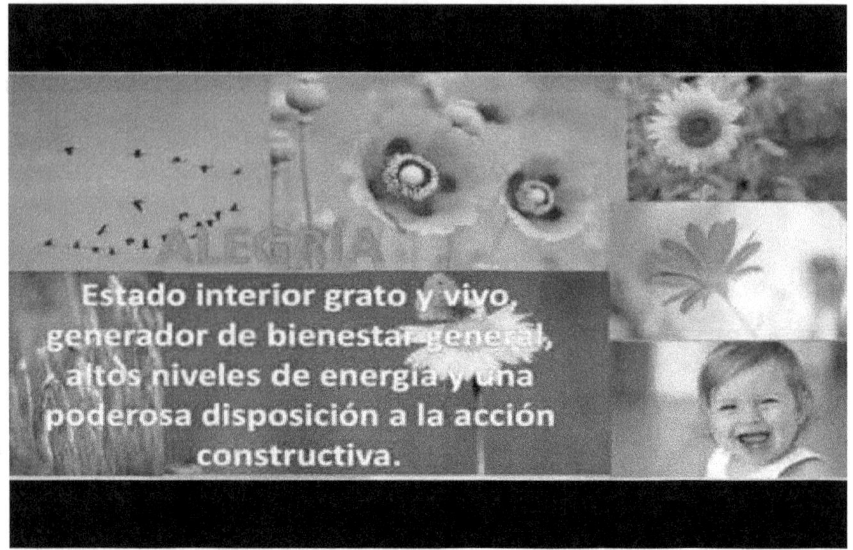

"Ser Feliz en la Adversidad", la película, de la que se nutre el audiovideolibro la encontrarás en este enlace

https://youtu.be/JucQ-M-6Frs

Para conocer el programa te aconsejo que visites este enlace, has de dar al play de esta MiniWeb, en el menú, para que cobre vida.

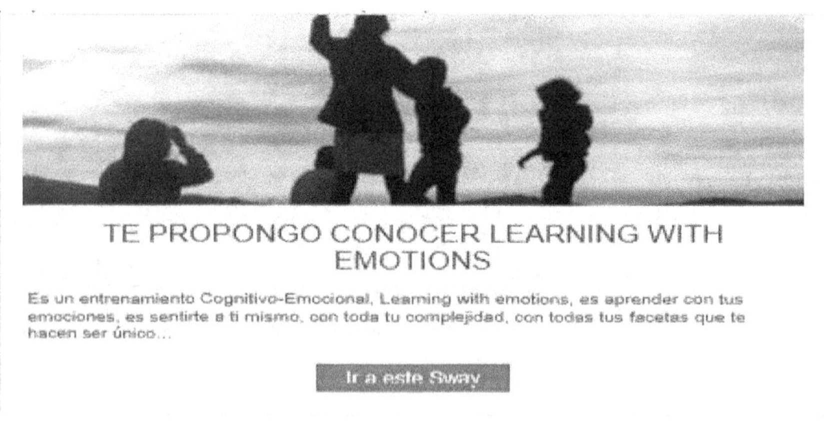

https://sway.office.com/ExyPxoHnsJVAk5rz

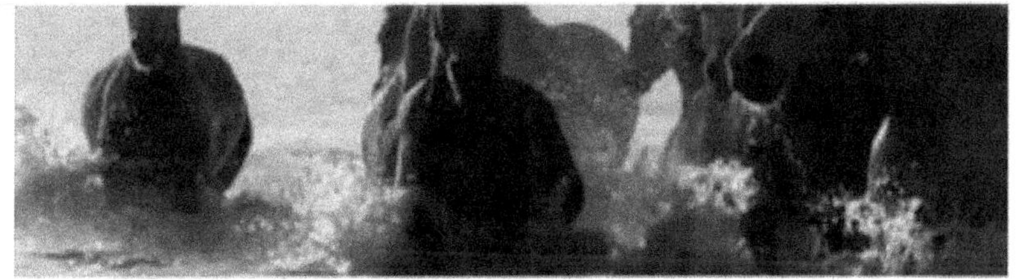

El camino que se te abre...afrontando a ese monstruo llamado Coronavirus

MiniWeb creada para se recurso de afrontamiento frente al CORONAVIRUS

https://sway.office.com/cLuirTqgRfHubbX9

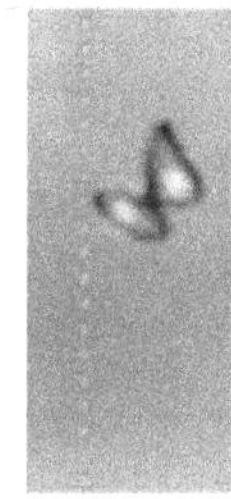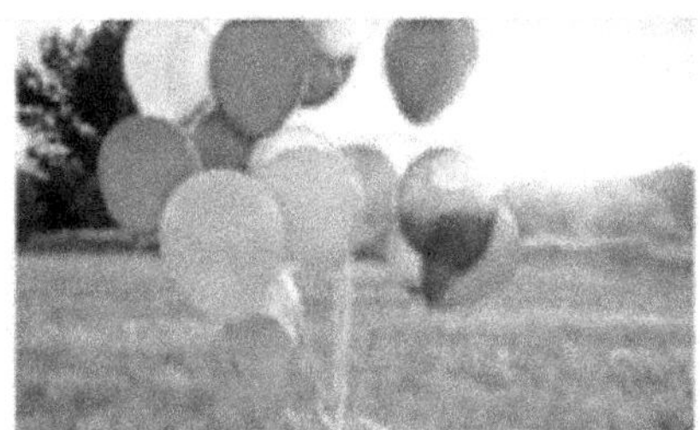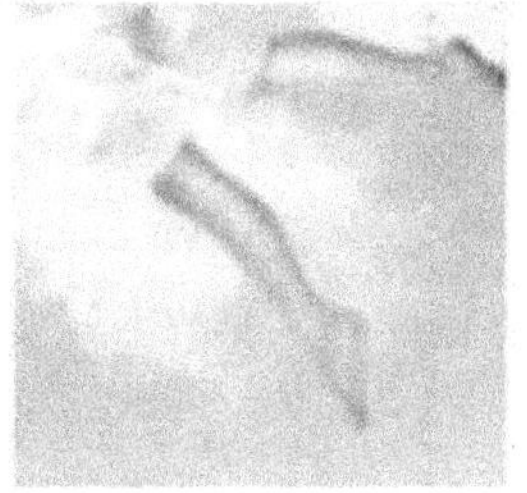

Ejercicios de estimulación cognitiva

Ejercicios de estimulación cognitiva pertenecientes a la segunda fase del Entrenamiento COGNITIVO-EMOCIONAL: "Learning with emotions". Gimnasia mental. en todo momento con la presencia con...

https://sway.office.com/NZxQIIBHZW0WOPVJ

Listado de Ilustraciones

Ilustración 1 Tweet Neurona al Miscroscopio Electrónico 12

Ilustración 2 Tweet Cerebro con Alzheimer 20

Ilustración 3 Tweet Apoptosis por COVID-19 24

Ilustración 4 Tweet sobre Magnetoencefalografía 27

Ilustración 5 Tweet Coeficiente de Encefalización 33

Ilustración 6 Tweet sobre Phineas Gage 39

Ilustración 7. Tweet Imagen del COVID.19 42

Ilustración 8 Casos de contagiados a 17 de Abril del 2020 44

Ilustración 9. Tweet Denominación del COVID-19 50

Ilustración 10 Tweet Declaración de Pandemia 54

Ilustración 11 Tweet sobre la cuarentena en China 55

Ilustración 12 Tweet sobre la cuarentena de Italia 57

Ilustración 13 Tweet Fallecido por COVID-19 en la Calle 60

Ilustración 14 Tweet Hipoxia Silenciona en COVID-19 65

Ilustración 15 Tweet Muerte Súbita y COVID-19 68

Ilustración 16 Tweet Anosmia por COVID-19 70

Ilustración 17 Tweet Tormenta de Citoquinas 75

Ilustración 18 Tweet Endotelitis por COVID-19 78

Ilustración 19 Tweet ACV y COVID-19 81

Ilustración 20 Tweet Dolor 91

Ilustración 21Tweet Hipocampo 98

Ilustración 22Tweet Efectos del COVID-19 103

Ilustración 23 Tweet Regiones de la Corteza 106

Ilustración 24 Tweet Habla y COVID-19 110

Ilustración 25 Tweet Fornix 112

Ilustración 26Tweet Cerebro y Depresión 117

Ilustración 27 Tweet Depresion en Cuarentena 120

Ilustración 28 Tweet Trastorno Bipolar 128

Listado de Tweets

@arqueocognitiva. (2016). Angel Rivera en Twitter: 'Psicobiología del género Homo: Área de Broca. Filogenia y ontogenia. Funciones https://t.co/8B7XmpAnHK https://t.co/NDz3pyWxMc' / Twitter. Retrieved 26 May 2020, from Twitter website: https://twitter.com/arqueocognitiva/status/768523922035904512

@Cardiocritico. (2020). Miguel Ayala Leon en Twitter: "COVID19 mas alla del pulmon: los receptores ECA2 están en muchos órganos no solo pulmonar sino el endotelio vascular. - Observen acumulación de células inflamatorias y muerte celular endotelial es una endotelitis por #COVID1. Retrieved 22 May 2020, from Twitter website: https://twitter.com/Cardiocritico/status/1251270709134966784

@CienciaDelCope. (2020). Enrique Coperías en Twitter: "Espectacular imagen tomada con un microscopio electrónico de barrido de partículas del coronavirus SARS-CoV-2 (en rojo) sobre la superficie de una célula en estado de muerte programada (apoptosis) extraída de un paciente con. Retrieved 17 May 2020, from Twitter website: https://twitter.com/CienciaDelCope/status/1261339006064889859

@DrCrissh. (2020). Cristobal N Aguilar en Twitter: "Se inicia la descripción de los mecanismos detrás del 'misterio del coágulo sanguíneo del coronavirus - la complicación mortal del COVID-19'. Las erupciones púrpuras, las piernas hinchadas, los catéteres obstruidos y la mu. Retrieved 13 May 2020, from Twitter website: https://twitter.com/DrCrissh/status/126033848780854

8865

@DrRomero_neuro. (2020). Dr Juan Pablo Romero en Twitter: "El fornix (significa arco) es una superautopista que conecta el hipocampo (memoria) con el hipotálamo (hormonas y siautónomo). Es el mecanismo por el que tu "mente" puede influir en tus hormonas y cambiar cómo te sient. Retrieved 25 May 2020, from Twitter website: https://twitter.com/DrRomero_neuro/status/12278332 24195432449

@drtorresprado. (2016). Adrián Torres Prado en Twitter: 'Un "brainbow" del hipocampo,área del cerebro donde las neuronas migran para formar nuevos pensamientos y recuerdos. https://t.co/YI3iHpnLZ4' / Twitter. Retrieved 26 May 2020, from Twitter website: https://twitter.com/drtorresprado/status/73825594448 0522240

@errezam. (2020). ERZ en Twitter: "Basta ver que su coeficiente de encefalización está por debajo de la línea de tendencia, lo que quiere decir que, en promedio en el reino animal, para el tamaño de cuerpo que tienen, los leones tienen un cerebro pequeño. #eltamañosiimport. Retrieved 17 May 2020, from Twitter website: https://twitter.com/errezam/status/1253756124089614 336

@evafersua. (2009). Eva Fernández Suárez en Twitter: "Esta es la imagen del cerebro de un ratón modelado para tener la enfermedad de Alzheimer: en rojo pueden verse las placas tóxicas de proteína amiloide y en marrón los ovillos de proteína tau (marrones). https://t.co/A2OmA. Retrieved 16 May 2020, from Twitter website: https://twitter.com/evafersua/status/10651817618214 37953

@fisicagrel. (2020). La Física del Grel en Twitter: "El

efecto Josephson es la base de los SQUIDS (superconducting quantum interference devices), que usamos para medir campos magnéticos muy muy pequeños. Los squids se usan por ejemplo en la magnetoencefalografía, técnica no i. Retrieved 16 May 2020, from Twitter website: https://twitter.com/fisicagrel/status/108118647973128 6017

@gacetamercantil. (2020). Gaceta Mercantil en Twitter: '[Salud] Descubren "interruptor" del dolor en el cerebro que abre el camino a nuevos analgésicos - https://t.co/cVcLE5SAu9 https://t.co/7QyyGmAx9k' / Twitter. Retrieved 25 May 2020, from Twitter website: https://twitter.com/gacetamercantil/status/126317023 3734438912

@interneurona. (2020). INTERNEURONA en Twitter: "En relación al #ACV #ictus, sabemos que en muchos lugares ha ? la consulta entre un 20-40% (algunos estudios ya por publicar) En las últimas semanas hemos sabido de un aumento de casos de jóvenes con oclusión de arterias grandes. Retrieved 22 May 2020, from Twitter website: https://twitter.com/interneurona/status/12577913459 73964800

@IntraMednet. (2019). IntraMed en Twitter: 'La neurotoxicidad del trastorno bipolar: hay pérdida progresiva de la integridad neuronal. https://t.co/9bKzKgfog1 https://t.co/b4sKSTCkrO' / Twitter. Retrieved 25 May 2020, from Twitter website: https://twitter.com/IntraMednet/status/117908266990 2221312

@JostoMaffeo. (2020). ?Josto Maffeo? en Twitter: "?? 5 DÍAS POST MORTEM #COVID19 SIGUE PRESENTE ?? #Evidencias Estudio alemán sobre 12 cuerpos, publicado en 'Annals of Internal Medicine', evidencia la presencia de #RNA del virus en #pulmones, #faringe, #hígado, #riñones,. Retrieved 26 May 2020, from Twitter website: https://twitter.com/JostoMaffeo/status/126278732862 9768202

@LANACION. (2020). LA NACION en Twitter: 'Coronavirus: uno de cada tres argentinos siente depresión y ansiedad por la cuarentena https://t.co/CWVlbjUnrb https://t.co/OmPUUrydBh' / Twitter. Retrieved 7 April 2020, from https://twitter.com/LANACION/status/124472661590 2269441

@ListinDiario. (2020). LISTINDIARIO en Twitter: '#CienciaLD | Inmunólogos japoneses observan que la tormenta de citoquinas puede provocar SDRA en pacientes con COVID-19 https://t.co/JXRu2VL87W #ListínDiario https://t.co/AXL3BuyDbt' / Twitter. Retrieved 22 May 2020, from Twitter website: https://twitter.com/ListinDiario/status/126355773819 1302660

@MoniVelasquezV. (2020). Mónica Velásquez en Twitter: "La pérdida repentina del olfato y el gusto ha sido señalada como posible síntoma precoz de contagio por coronavirus . La Sociedad Española de Neurología (SEN) apunta que en los últimos días se ha detectado un incremento de pa. Retrieved 22 May 2020, from Twitter website: https://twitter.com/MoniVelasquezV/status/12428256 71702872064

@Neuro100cias. (2018). Neurocosas en Twitter: "El extraño caso de Phineas Gage. Este obrero vio su cabeza atravesada por una barra de hierro de 3 cm de diámetro. A las 10 semanas su función cerebral estaba recuperada casi al 100%, pero su personalidad cambió radicalmente https: Retrieved 16 May 2020, from Twitter website: https://twitter.com/Neuro100cias/status/95723794041

2993537

@OACerebro. (2020). Oscar Arias en Twitter: 'Les presento a #SARSCoV2 https://t.co/fwVjhtiGmg' / Twitter. Retrieved 25 May 2020, from Twitter website: https://twitter.com/OACerebro/status/1263216085551 255553

@osinsaargentina. (2020). OSINSA en Twitter: '#hipoxia silenciosa en #covid19 Más información en nuestra web: https://t.co/NBYpbicPTS https://t.co/3wr6yr1Tn3' / Twitter. Retrieved 21 May 2020, from Twitter website: https://twitter.com/osinsaargentina/status/126031072 8554266626

@radio_angelica. (2020). Radio Angélica 99.7 en Twitter: "Desde la aparición de primeros casos de coronavirus en diciembre de 2019, pasando por la declaración de pandemia de la OMS hasta superar ampliamente la barrera del millón de infectados, el nuevo SARS-CoV-2 puso en jaque al. Retrieved 15 April 2020, from Twitter website: https://twitter.com/radio_angelica/status/1249674790 983655427

@RadioElite1027. (2020). Radio Elite en Twitter: "La #OMS incluye la dificultad de hablar o de moverse como nuevos síntomas entre los relacionados con el #coronavirus. Entre los síntomas más habituales se encuentran la fiebre, el cansancio, la dificultad para respirar, la opresió. Retrieved 26 May 2020, from Twitter website: https://twitter.com/RadioElite1027/status/1263456070 804156421

@radioyskl. (2020). Radio YSKL en Twitter: "El director de la Organización Mundial de la Salud (OMS), Tedros Adhanom Ghebreyesus, anunció que se cambió el nombre del coronavirus a 'COVID-19'. Una abreviación de la enfermedad que causó la muerte de más de 1.000 personas. La p. Retrieved 4 April 2020, from https://twitter.com/radioyskl/status/12272967559869 03040

@rafaelsolana2. (2020). Rafa Sϕlana ?☠ en Twitter: 'Neurona vista al microscopio electrónico de barrido. Créditos : Detectives de la ciencia https://t.co/z0vukoi27w' / Twitter. Retrieved 16 May 2020, from Twitter website: https://twitter.com/rafaelsolana2/status/12583457254 87992833

@Renzo_Utili. (2020). Renzo en Twitter: '??? ITALIA aisla en rígida Cuarentena a 16 Millones de personas, nadie podrá salir o entrar solo por motivos muy urgentes: mapa https://t.co/jOCVj3DtrS' / Twitter. Retrieved 4 April 2020, from https://twitter.com/Renzo_Utili/status/1236620725018 116101

@shildalys. (2020). ☪hildaly☪ en Twitter: "#coronoavirus 24 d enero 2020: #China pone en cuarentena 8 ciudades más en la provincia d Hubei, atrapando a 35 millones de residentes en sus ciudades. Al cierre d esta edición, 2019-nCoV ha matado a 26 pacientes, todos en China. En. Retrieved 4 April 2020, from https://twitter.com/shildalys/status/12208676545604 68998

@tvs_encarnacion. (2020). TVS Encarnación en Twitter: 'Un hombre yace muerto en medio de la calle: la imagen que captura la crisis del coronavirus de Wuhan https://t.co/GYjxwZpY44 https://t.co/cydLbtTP0V' / Twitter. Retrieved 17 May 2020, from Twitter website: https://twitter.com/tvs_encarnacion/status/122321781 6960225280

@vicatallah. (2020). Victor Atallah en Twitter: "La depresión puede cambiar el cerebro. Personas deprimidas más 10 años muestran 30% más inflamación cerebral y Disminuye actividad área prefrontal cerebro, asociado razonamiento, personalidad y juicio. Puede llevar pérdida célu. Retrieved 25 May 2020, from Twitter website: https://twitter.com/vicatallah/status/12617995952371 38432

Referencias

Arias, W. L. (2018). Phrenology and its implications: Brief history about a forgotten issue. *Revista Chilena de Neuro-Psiquiatria*, Vol. 56, pp. 36–45. https://doi.org/10.4067/s0717-92272018000100036

Atkinson, R. C., & Shiffrin, R. M. (1968). Human memory: A proposed system and its control processes. In *Psychology of learning and motivation* (Vol. 2, pp. 89–195). Elsevier.

Baig, A. M., Khaleeq, A., Ali, U., & Syeda, H. (2020). Evidence of the COVID-19 Virus Targeting the CNS: Tissue Distribution, Host-Virus Interaction, and Proposed Neurotropic Mechanisms. *ACS Chemical Neuroscience*. https://doi.org/10.1021/acschemneuro.0c00122

Bhargawa, M. (2012). Dimensional Personality Inventory. *National Psychological Corporation, Agra*.

Carod Artal, F. J. (2020). Complicaciones neurológicas por coronavirus y COVID-19. *Revista de Neurología*, *70*(09), 311. https://doi.org/10.33588/rn.7009.2020179

Chandola, D. R. (2016). Is personality of schizophrenics & bipolar patients are similar? *International Journal of Sciences & Applied Research*, *3*(5), 51–59.

Cofran, Z. (2019). Brain size growth in Australopithecus. *Journal of Human Evolution*, *130*, 72–82. https://doi.org/10.1016/j.jhevol.2019.02.006

Collado-Vázquez, S., & Carrillo, J. M. (2014, September 1). Cranial trepanation in The Egyptian. *Neurologia*, Vol. 29, pp. 433–440. https://doi.org/10.1016/j.nrl.2011.05.012

Damasio, H. (2018). Phineas Gage: The brain and the behavior. *Revue Neurologique, 174*(10), 738–739. https://doi.org/10.1016/j.neurol.2018.09.005

Echavarría, L. M. (2017). Modelos explicativos de las funciones ejecutivas Explanatory models of executive functions. *Revista de Investigación En Psicología, 20*,

237–247. https://doi.org/10.15381/rinvp.v20i1.13367

Ezpeleta, D., & Garcia, D. (2020). Manual COVID-19 para el neurólogo general. *Sociedad Española de Neurología. Ediciones SEN.*

Feldman, S., Camal Ruggieri, I. N., Cícero, A. M., Ceccarelli, E. A., & Lombardia, E. (2020). *Tratamiento del enfermo crí tico de COVID-19-Rev. 2.*

Frangou, S., Chitins, X., & Williams, S. C. R. (2004). Mapping IQ and gray matter density in healthy young people. *NeuroImage, 23*(3), 800–805. https://doi.org/10.1016/j.neuroimage.2004.05.027

Gogtay, N., Giedd, J. N., Lusk, L., Hayashi, K. M., Greenstein, D., Vaituzis, A. C., … Thompson, P. M. (2004). Dynamic mapping of human cortical development during childhood through early adulthood. *Proceedings of the National Academy of Sciences of the United States of America, 101*(21), 8174–8179. https://doi.org/10.1073/pnas.0402680101

Haines, D. E., Faaa, P. F., & Mihailoff, G. A. (2019). *Principios de Nuerociencia: aplicaciones básicas y clínicas.* Elsevier.

Henry, J. D., & Crawford, J. R. (2005). The short-form version of the Depression anxiety stress scales (DASS-21): Construct validity and normative data in a large non-clinical sample. *British Journal of Clinical Psychology, 44*(2), 227–239. https://doi.org/10.1348/014466505X29657

Horowitz, M., Wilner, N., & Alvarez, W. (1979). Impact of Event Scale: A measure of subjective stress. *Psychosomatic Medicine, 41*(3), 209–218.

Hurley, D. (2020). What's Behind the Sharp Increase in Large-Vessel Stroke Risk in Young, Healthy COVID-19 Patients? Retrieved 23 May 2020, from Neurology Today website: https://journals.lww.com/neurotodayonline/blog/break ingnews/pages/post.aspx?PostID=958

Instituto de Salud Carlos III. (2020). Situación de COVID-

19 o Coronavirus en España. Retrieved 15 April 2020, from Web Instituto de Salud Carlos III website: https://covid19.isciii.es/

Jankelevich, A., Lacassie Q., H., Carolina Carmona, D., Morales, J. F., & Nazar, C. (2020). Recomendaciones para la analgesia o anestesia de pacientes obstétricas con COVID-19. *Revista Chilena de Anestesia, 49*(3), 317–321. https://doi.org/10.25237/revchilanestv49n03.082

Johns Hopkins CSSE. (2020). Coronavirus COVID-19 (2019-nCoV). Retrieved 7 March 2020, from https://www.arcgis.com/apps/opsdashboard/index.html#/bda7594740fd40299423467b48e9ecf6

Jung, K., Shavitt, S., Viswanathan, M., & Hilbe, J. M. (2014). Female hurricanes are deadlier than male hurricanes. *Proceedings of the National Academy of Sciences of the United States of America, 111*(24), 8782–8787. https://doi.org/10.1073/pnas.1402786111

Klok, F. A., Kruip, M. J. H. A., van der Meer, N. J. M., Arbous, M. S., Gommers, D. A. M. P. J., Kant, K. M., … Endeman, H. (2020). Incidence of thrombotic complications in critically ill ICU patients with COVID-19. *Thrombosis Research*. https://doi.org/10.1016/j.thromres.2020.04.013

Luna, K. (2020). Speaking of Psychology: Coronavirus Anxiety. Retrieved 29 February 2020, from APA.org website: https://www.apa.org/research/action/speaking-of-psychology/coronavirus-anxiety

Mark, C. A., Poltavski, D. V., Petros, T., & King, A. (2019). Differential executive functioning in young adulthood as a function of experienced child abuse. *International Journal of Psychophysiology*. https://doi.org/10.1016/j.ijpsycho.2018.12.004

Menn, L., & Bastiaanse, R. (2016, November 1). Beyond Chomsky versus Skinner: frequency, language processing and aphasia. *Aphasiology*, Vol. 30, pp.

1169–1173.
https://doi.org/10.1080/02687038.2016.1168920

O.M.S. (2020). Preguntas y respuestas sobre la enfermedad por coronavirus (COVID-19). Retrieved 18 April 2020, from Web de la O.M.S. website: https://www.who.int/es/emergencies/diseases/novel-coronavirus-2019/advice-for-public/q-a-coronaviruses

O.N.U. (2014). La OMS y UNICEF son las agencias más respetadas en el mundo. Retrieved 20 March 2020, from Noticias ONU website: https://news.un.org/es/story/2014/05/1301751

Ocaña Montoya, C. M., Montoya Pedrón, A., & Bolaño Díaz, G. A. (2019). Perfil clínico neuropsicológico del deterioro cognitivo subtipo posible Alzheimer. *MediSan*, *23*(5), 875–891.

Odriozola-González, P., Planchuelo-Gómez, Á., Irurtia-Muñiz, M. J., & Luis-García, R. de. (2020). Psychological symptoms of the outbreak of the COVID-19 crisis and confinement in the population of Spain. *Pre-Print*. https://doi.org/10.31234/OSF.IO/MQ4FG

Oxley, T. J., Mocco, J., Majidi, S., Kellner, C. P., Shoirah, H., Singh, I. P., ... Fifi, J. T. (2020). Large-Vessel Stroke as a Presenting Feature of Covid-19 in the Young. *New England Journal of Medicine*, *382*(20), e60. https://doi.org/10.1056/NEJMc2009787

Partanen, E., Kujala, T., Näätänen, R., Liitola, A., Sambeth, A., & Huotilainen, M. (2013). Learning-induced neural plasticity of speech processing before birth. *Proceedings of the National Academy of Sciences of the United States of America*, *110*(37), 15145–15150.
https://doi.org/10.1073/pnas.1302159110

Poon, S. T. F. (2016). Identifying and Comparing Mystery and Honesty as Emotional Branding Values in Brand Personality Design. *International Journal Of Recent Scientific Research*, 7(3), 9241–9248.

Portellano, J. A. (2000). *Introducción a la neuropsicología.* McGraw-Hill España.

Rodríguez-Leor, O., Cid-Álvarez, B., Ojeda, S., Martín-Moreiras, J., Ramón Rumoroso, J., López-Palop, R., … Moreno, R. (2020). Impacto de la pandemia de COVID-19 sobre la actividad asistencial en cardiología intervencionista en España. *REC: Interventional Cardiology.* https://doi.org/10.24875/recic.m20000120

Selye, H. (1946). The General Adaptation Syndrome and the Diseases of Adaptation. *The Journal of Clinical Endocrinology & Metabolism, 6*(2), 117–230. https://doi.org/10.1210/jcem-6-2-117

Shallice, T., & Warrington, E. K. (1970). Independent functioning of verbal memory stores: A neuropsychological study. *The Quarterly Journal of Experimental Psychology, 22*(2), 261–273. https://doi.org/10.1080/00335557043000203

Solé-Casals, J., Serra-Grabulosa, J. M., Romero-Garcia, R., Vilaseca, G., Adan, A., Vilaró, N., … Bullmore, E. T. (2019). Structural brain network of gifted children has a more integrated and versatile topology. *Brain Structure and Function, 224*(7), 2373–2383. https://doi.org/10.1007/s00429-019-01914-9

Terán, E. O., & López-Pascual, J. (2019). *Neuroeconomía: Neurociencia, psicología y economía: tres disciplinas en colaboración* (Vol. 35). EMSE.

Thomson, W. (2014). The Head Stands Accused by the Heart! —Depression and Premature Death from Ischaemic Heart Disease. *Open Journal of Depression, 03*(02), 33–40. https://doi.org/10.4236/ojd.2014.32008

Ti, L. K., Ang, L. S., Foong, T. W., & Ng, B. S. W. (2020, June 1). What we do when a COVID-19 patient needs an operation: operating room preparation and guidance. *Canadian Journal of Anesthesia*, Vol. 67, pp. 756–758. https://doi.org/10.1007/s12630-020-

01617-4

Varga, Z., Flammer, A. J., Steiger, P., Haberecker, M., Andermatt, R., Zinkernagel, A. S., … Moch, H. (2020, May 2). Endothelial cell infection and endotheliitis in COVID-19. *The Lancet*, Vol. 395, pp. 1417–1418. https://doi.org/10.1016/S0140-6736(20)30937-5

Wechsler, D. (2012). *Wechsler preschool and primary scale of intelligence—fourth edition*. The Psychological Corporation San Antonio, TX.

Willyard, C. (2020). Coronavirus blood-clot mystery intensifies. *Nature*. https://doi.org/10.1038/d41586-020-01403-8

World Meteorological Organization. (2020). Tropical Cyclone Naming. Retrieved 7 March 2020, from https://public.wmo.int/en/About-us/FAQs/faqs-tropical-cyclones/tropical-cyclone-naming